JN295912

EBMライブラリー

臨床医による臨床医のための

本当はやさしい臨床統計

一流論文に使われる統計手法はこれだ！

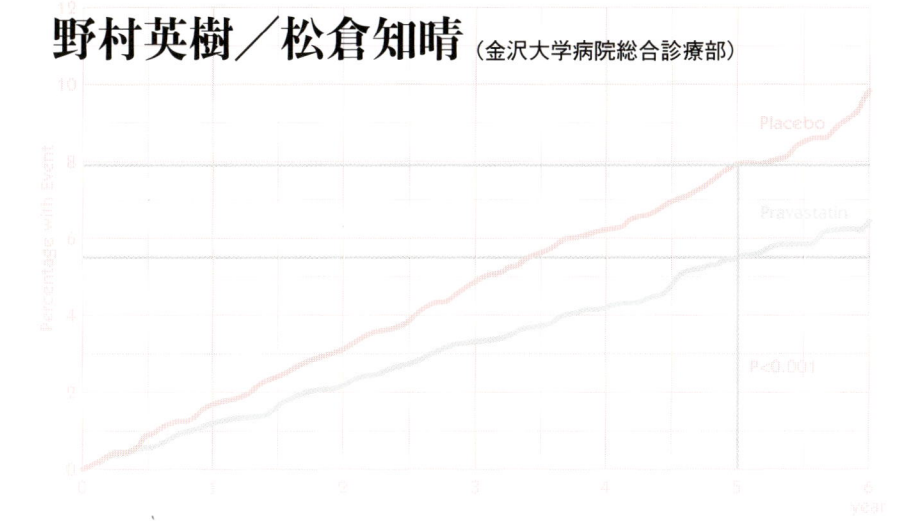

野村英樹／松倉知晴（金沢大学病院総合診療部）

中山書店

はじめに

　囲碁や将棋も上級者・上段者になると，多少のバリエーションはあっても，自然に「定石」に近い打ち方となるらしい．このため，上段者の棋譜を理解したい，あるいは自分自身，囲碁や将棋の腕を上げたいと考える人は，「定石」を勉強する．「定石」を知って初めて，そこからのバリエーションの奥の深さも理解できるし，定石から外れた打ち方のもつ意味を考えることもできる．また，「定石」を知れば，上達も早くなる．

　New England Journal of Medicine などの，いわゆる超一流の臨床医学雑誌に掲載された論文をいくつか読んでみると，扱っているテーマは異なっても，研究デザイン（ランダム化比較試験や前向きコホート研究など）はもちろんのこと，統計解析でも意外と似たようなものを使っているなと感じられた方は少なくないと思う．しかも，複数の統計解析手法が出てくる順番にも，一定の傾向がありそうだ．ところが，インパクトファクターが低い，いわゆる二流・三流の医学雑誌になると，掲載されているそれぞれの論文が採用している統計解析の手法も様々で，また使われる順番もばらばらだ．つまり，臨床研究の統計解析手法にも「定石」があるのではないか，ということである．

　もちろん，「定石」の前にはルールを知らなくてはならない．打つ順番の決め方や，どちらが黒石を持つのか，「千日手」は許されるのか，何が反則なのか，地の数え方も知らなくてはならない．また，詰め碁や詰め将棋で，盤の一部での攻防も学ぶと力がつく．しかし，これらだけを習っても何一つ面白くはない．やはり，碁や将棋は広い盤上で楽しむものなのだ．

「統計学」の講義を思い出してみると、「t検定」から始まったように思う．次に「対応のあるt検定」を学び，次には……と続き，いつまで経っても実際の臨床研究で使われるような統計手法は習わなかったような気がする．とは言え，習わなかったのはこちらが講義をサボったからかも知れないが．

　端的に言えば，本書は臨床統計の「定石」の本である．「t検定」などは一切出てこない．邪道かも知れないが，それで一流の臨床研究論文を読むことができるし，必ず臨床の現場で役に立つ．また，自分で臨床研究のデータを解析したい臨床研究者にも，統計解析手法のスタンダードを提供できると考えている．

　本書の構成であるが，第1章では，まずはどのような研究デザインで，どのような「定石」，すなわち統計解析パターンが用いられているのか，実際の一流論文を例に挙げて解説した．第2章では，それぞれの統計解析パターンで用いられる個々の統計手法を，できるだけやさしく解説するよう試みた．これは，「定石」で打たれる「一手一手」に相当する．第3章は，臨床研究において統計がもつ意味や原則的な考え方，陥りやすい間違いや誤解などについて解説した．これは，もしかしたら棋士としての礼や心のようなものかも知れない．

　第2章の個々の統計手法の解説は，いろいろな例などを挙げてできるだけわかりやすく書いたつもりではあるが，いかんせん数式も出てくるので，

難しく感じる方は少なくないかも知れない．そのような方は，第2章を飛ばしていただいても一向に構わない．必ずしも個々の統計手法を理解しなくても，使う統計手法さえ間違えなければ，現在では統計解析のソフトウェアを利用することも可能だ．いつか必要になったときの楽しみにとっておくのも一興であろう．そもそも筆者の私たちも臨床医であり，必要がなければ自分もこのような勉強は敢えてしようとはしないはずである．むしろ，読者の皆さんに第1章と第3章を楽しくお読みいただくことが，私たちの切なる願いである．

　最後に，本書は島根大学医学部附属病院病院長の小林祥泰先生が中山書店の企画に私たちを紹介してくださって初めて実現したものである．また，新潟大学医歯学総合病院医療情報部の赤澤宏平先生には，原稿の一部に貴重なご意見をいただいた．私たちが所属する金沢大学医学部附属病院総合診療部の小泉順二先生には，有形無形のご援助をいただいた．さらには，夜遅くの下調べや原稿書きで，妻やこどもたちにはずいぶんと迷惑をかけた．おかげで，納得のいくまで仕事をさせてもらうことができた．その他，ここに書ききれない大勢の皆さんのお力をいただいて，本書を上梓することができた．ここに記して，心より感謝を申しあげたい．

2005年4月

　　　　　　　金沢大学医学部附属病院総合診療部　　**野村　英樹**
　　　　　　　　　　　　　　　　　同　　　　　　　**松倉　知晴**

目次 CONTENTS

第1章 ランドマーク論文にみる統計解析パターン ··· 1

1 ランドマーク論文とは ··· 2

2 ランドマーク論文研究デザイン第1位：
ランダム化比較試験を読む ·· 4
- □ イベント発生の時間経過を観察するCLo(C)K論文 ·························· 4
  - ◇時間経過を観察するCLo(C)K論文の実例 ································· 6
- □ クロス表を機能させるTable FCχ論文 ······································· 18
  - ◇クロス表を機能させるTable FCχ論文の実例 ··························· 20

3 ランドマーク論文研究デザイン第2位：
コホート研究を読む ··· 30
- □ イベント発生の時間経過を観察するCLo(C)K論文 ·························· 30
  - ◇コホート研究のCLo(C)K論文の実例 ····································· 32
- □ 段階的なトレンドをとらえるM CocA-CoLA論文 ··························· 38
  - ◇M CocA-CoLA論文の実例 ·· 40
- □ 危険因子・予測因子を探索する論文 ··· 46
  - ◇危険因子・予測因子を探索する論文の実例 ······························ 46

4 ランドマーク論文研究デザイン第7位：
症例対照研究を読む ··· 53
- □ 似たものどうしで解析するPair Match論文 ································· 53
  - ◇Pair Match論文の実例 ·· 54

第2章　各解析パターンで使われる統計手法 ……… 61

1 CLo(C)K論文で使われる統計 …………………………………… 63
- Kaplan-Meierの生存曲線 ………………………………… 63
- Log-rank検定 ……………………………………………… 65
- Coxの比例ハザードモデルによる相対ハザードの算出 ……………… 68

2 Table FCχ論文で使われる統計 ………………………………… 71
- χ^2検定 …………………………………………………………… 71
  - ◇Yatesの補正 ……………………………………………… 82
- Fisherの直接確率検定 ………………………………………… 83
- Cochran-Mantel-Haenszel検定 ……………………………… 87
  - ◇再びLog-rank検定 ………………………………………… 94

3 M CocA-CoLA論文で使われる統計 ……………………………… 95
- 拡張Mantel検定 …………………………………………… 96
- Cochran-Armitage検定 …………………………………… 109
- オッズとオッズ比 ………………………………………… 112
- 多重ロジスティック回帰分析 ……………………………… 116
  - ◇ロジット回帰式の最尤推定 ……………………………… 117

4 Pair Match論文で使われる統計 ………………………………… 121
- マッチしたペアに対する条件つきロジスティック回帰分析 …………… 121

第3章　医療のツールとしての統計 … 129

◼ 患者中心のアウトカムから選ぶ統計手法 … 130
　□患者が医療を受ける目的（＝医療者が医療を提供する目的）
　　とはなんだろうか？ … 130
　□患者が（医療者が）知りたいことは何か？ … 131
　□二者択一のアウトカムの起こりやすさを比較する統計手法 … 132

◼ 統計学的有意と臨床的有意 … 134
　□生物には「ばらつき」がある … 134
　□2種類の介入の効果を比較する3ステップ … 135
　□統計学的有意と臨床的有意：危険率（p値）のもつ危険性 … 137
　□Table 1の見方 … 137
　　◇比較検定の必要性 … 141
　　◇多く検定することの問題 … 142
　□　必要なサンプル数を知る：パワー計算 … 143

◼ エビデンスを適用する：ベイズの定理 … 147
　□エビデンスを適用するということ … 147
　□診断に関するエビデンスの適用 … 150
　□治療に関するエビデンスの適用：ARRとNNT … 157
　　◇治療に関するエビデンスの適用の実例 … 162
　　◇effect sizeの表し方による治療法選択上のバイアス … 163
　　◇ARRとNNTの限界 … 165

索引 … 169

第 1 章
ランドマーク論文にみる統計解析パターン

1 ランドマーク論文とは？

　臨床の現場で浮かんできた数々の疑問点に対し，その時点で得られる「最良の」エビデンスを吟味し，適用を考えていくことがEBM（evidence-based medicine；根拠に基づく医療）だ．ここでいう「最良」とは，個々の疑問点に答えうるエビデンスのなかで**相対的に**最も質が高いことを意味している．現代の臨床医学のなかでも，きわめて質の高いエビデンスが数々発表されている分野もあれば，逆に質の高いエビデンスに乏しい分野もある．また，生じた臨床的な疑問点が比較的まれなものであれば，質の高いエビデンスが存在しない可能性が高い．このような場合でも，吟味する価値があるのは，少しでも質の高いエビデンスのほうだ．しかし，エビデンスの**絶対的な**質の高さが非常に重要であることは，やはり疑いのない事実だ．

　ランドマークとは，ニューヨークにおける自由の女神像のように，その場所のシンボルとなるような建造物や自然の造形をさす言葉だが，医療の世界で**ランドマーク研究**とよばれるのは，**従来，標準的と考えられていた診療内容を，大きく変える結果につながる象徴的な成果を上げた研究**を意味している．もちろん，自由の女神がランドマークであると考える人もいれば，考えない人もいるように，ランドマーク研究に正確な定義があるわけではない．しかし，そのような研究論文は，比較的長期にわたって繰り返し引用されることになるので，引用回数がきわめて多い論文は**ランドマーク論文**とよぶことができそうだ．そして，そのような論文は，臨床の現場で多くの臨床医が繰り返し感じている疑問点を解決するうえで有用である可能性が高く，エビデンスの質としても高いものが多いと考えられる．したがって，臨床医には，このようなランドマーク論文を読みこなす能力が必要とされるわけだが，もし**ランドマーク論文に共通の「研究方法」**があるのならば，それを知ることは当然有用だろう．

　1993年から2002年の10年間に，最も頻繁に引用された臨床医学論文の上位100論文を調べてみると，研究デザインは表のような内訳になっている．本書では，治療に関する論文のなかでエビデンスのレベルが高いと

される，第1位のランダム化比較試験，第2位のコホート研究，第7位の症例対照研究を中心に解説する．

なお，第3位の死因・有病率調査研究は，毎年発表される米国の癌統計や，死亡原因統計である．第4位のガイドラインは，8件のうち7件がコンセンサスガイドラインであり，エビデンスに基づくガイドラインとよべるのは，米国消化器協会の大腸直腸癌スクリーニングに関するガイドラインのみであった．第5位の横断研究は7件あるが，統計解析は一部に一次回帰やANOVA（分散分析）が用いられているのみであり，第6位の比較のない臨床試験は，記述統計のみである．これらは，本書では解説しない．

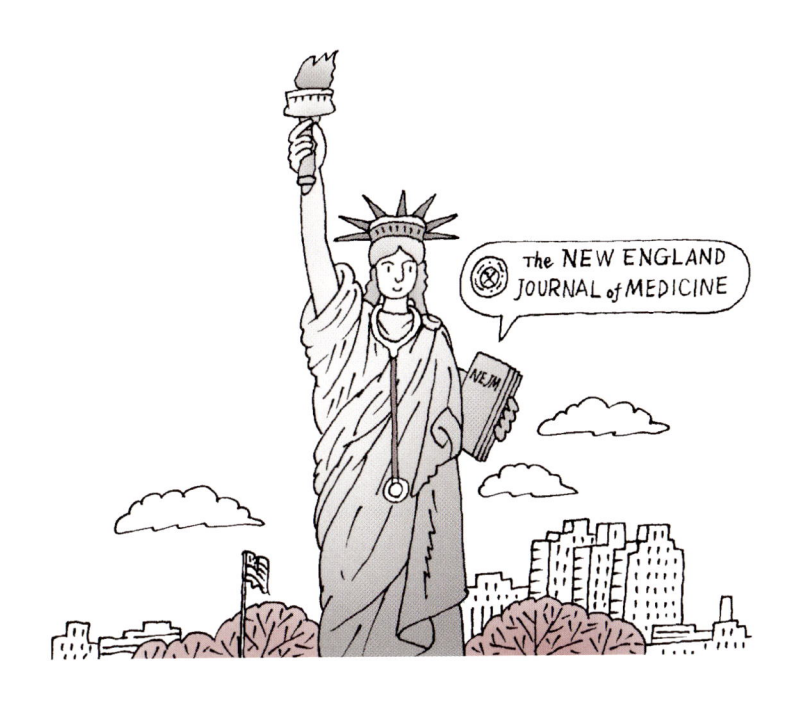

1.	ランダム化比較試験	37件
2.	コホート研究	15件
3.	死因・有病率調査研究	10件
4.	ガイドライン	8件
5.	横断研究	7件
6.	比較のない臨床試験	6件
7.	症例対照研究	5件
8.	システマティックレビュー	3件
8.	症例集積研究	3件
10.	臨床判断ルール	2件
11.	分類学研究	1件
11.	QOLスケール作成	1件
11.	電話調査研究	1件
11.	双生児ペア研究	1件

2 ランドマーク論文研究デザイン 第1位：ランダム化比較試験を読む

　37件のランダム化比較試験の主要アウトカムのデータ形式をみてみると，臨床的イベントの発生の有無という「ある」か「ない」かの二者択一のデータを主要アウトカムとしたものが34件と大多数を占めていた．そのなかで，このような二者択一エンドポイント発生の**時間的経過**を比較した研究が22件と多く，また，時間的経過を考慮しないものが12件存在した．そのほか，治療後のADLという順序のあるカテゴリーデータを比較したものが1件，連続した値をとるデータ（検査データなど）ないしその変化率の平均値を比較したものが2件という結果だった．そこで，頻度の高かったものについて，「主要アウトカムのデータ形式」ごとに，どのような統計手法が用いられているかをリストアップしてみよう．

ランダム化比較試験	計　37件
● 二者択一アウトカム	34件
▶ 時間経過を考慮するもの	（22件）
▶ 時間経過を考慮しないもの	（12件）
● カテゴリーアウトカム	1件
● 連続量アウトカム	2件

■ イベント発生の時間経過を観察する CLo（C）K論文

　まず，最も数の多い「臨床的イベント発生の時間的経過」をアウトカムとした22件の論文は，基本的に次のようなパターンで解析を進めている．

STEP 1　各治療群の各時点での**生存率の推定**（生存曲線）

⬇

STEP 2　各治療群間の**生存率の差の検定**

> **STEP 3** 対照群に対する，実験群の**相対リスクの推定**

そしてさらに，

> **STEP 1** 22件のなかで，**生存率の推定**を行っている20件すべてが**Kaplan-Meier法**を採用
> ・残る2件は，生存率の推定はなし

> **STEP 2** **生存率の差の検定**では，22件中18件が**Log-rank検定**を採用
> ・3件は，Coxの比例ハザードモデルの検定を採用
> ・1件は，観察期間中のある一点での推定生存率の差をZ検定で検定

> **STEP 3** **相対リスクの推定**でも，22件中18件が**Coxの比例ハザードモデルのハザード比**を採用
> ・2件は，打ち切り例の存在や他因子の関与を考慮しない相対リスクの直接算出を採用
> ・1件は，**Cochran-Mantel-Haenszelの相対リスク**を採用
> ・残る1件は，相対リスクの算出なし

と，それぞれのステップに明らかに主流といえる解析手法が存在していた．すなわち，

Kaplan-Meier法	（63ページに解説）
Log-rank検定	（65ページに解説）
Coxの比例ハザードモデル	（68ページに解説）

を理解するだけで，ランダム化比較試験のなかでも数の多い「臨床的イベント発生の時間的経過」を主要アウトカムとした論文はほとんど読みこなすことができる．この

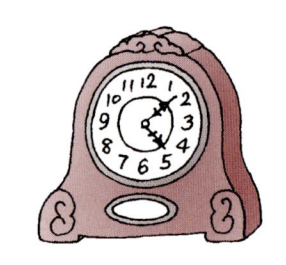

> Kaplan-Meier ➡ Log-rank ➡ Cox
> （または Cochran-Mantel-Haenszel）

というパターンをとるランダム化比較試験の論文を，使われている統計手法の頭文字を並べ替え，「時間経過を観察する CLo(C)K 論文」とでもよぶことにしよう[*1]．

各統計手法の解説は第 2 章で行うが，ここではまず，CLo(C)K 解析パターンを採用したランドマーク論文の実例を挙げてみよう．

◆時間経過を観察する CLo(C)K 論文の実例

CLo(C)K 論文のなかで最も引用回数が多いのは，すべての原著論文のなかでも 10 年間で引用回数 No.1 の下記の論文である．

> Shepherd J, Cobbe SM, Ford I, Isles CG, Lorimer AR, MacFarlane PW, McKillop JH, Packard CJ.
> Prevention of coronary heart disease with pravastatin in men with hypercholesterolemia.
> N Engl J Med 333(20): 1301-1307, 1995.

これは，スコットランド西部で行われたプラバスタチンによるコレステロール低下療法の冠動脈疾患予防効果を検討した研究（West of Scotland Coronary Prevention Study）の論文で，WOSCOP（ないしは単に WOS）study という呼び名でご存じの方も多いだろう．

[*1]：ちなみに，Log-rank 検定は Cochran-Mantel-Haenszel 検定の応用なので，Log-rank 検定を理解すれば Cochran-Mantel-Haenszel の相対リスクの理解も容易である．

まず，**研究のデザイン**を確認してみよう．この論文の「Methods（方法）」のセクションには，

Design	研究デザイン
Recruitment and Follow-up	参加者の募集と追跡
Laboratory Analysis	検査
Identification and Classification of End Points	エンドポイントの同定と分類
Statistical Analysis	統計解析

の項目が挙げられている．「研究デザイン」の項には，

> The objective was to enroll approximately 6000 middle-aged men, randomly assigned in a double-blind fashion to receive either pravastatin (40 mg each evening) or placebo and to record their clinical progress over a period of five years.

> 目標は約6,000人の中年男性を組み入れ，ランダムにプラバスタチン群（毎晩40 mg）とプラセボ群に割り付け，二重盲検で5年間にわたり臨床的経過を記録することであった．

と書かれていることから，**ランダム化比較試験**であることがわかる．ところで，ここで6,000人と具体的なランダム割り付け対象者の目標数が挙げられているが，上記に続いて

> The details of the study design, including the definitions of the end points, have been described previously[16].

> エンドポイントの定義を含む研究デザインの詳細は，前報に記載した[16]．

として，16番の参考文献を引用している．この参考文献は，WOSCOP試験の開始時に発表された，この試験の実施および解析計画を記載した論文

である．大規模な研究ではこのような論文が解析結果の論文とは別に，事前に発表されることがしばしばある．この前報を読めばおそらく，どのように6,000人という必要対象者数をはじき出したのか（**パワー計算**：第3章143ページ参照）が記載されているものと思われる．しかし，多忙な臨床医の立場から考えれば，結果を発表した論文にもパワー計算について明記してもらったほうがありがたいのだが．

　さて，第3章の「多く検定することの問題」の項（142ページ）で解説しているように，比較検定を行う回数が増えれば，「本当は差がないのに，差があるとしてしまう」αエラーが出現し，偶然に有意差が出てしまう確率が高まってしまう．このため，測定するエンドポイントの種類もなるべく少なくすることが大原則だ．そこで，エンドポイントを複数設定する場合でも，一次エンドポイント，二次エンドポイント，三次エンドポイントのように序列をつけ，基本的には一次エンドポイントの発生を比較した結果をその研究の主要な結果ととらえて，二次や三次エンドポイントの発生を比較した結果はあくまで参考情報と考えるべきとされている．

　そこで次に，何を**一次エンドポイント**とした研究なのかを確認する．同じ「研究デザイン」の項で，引き続いて

> Briefly, the primary end point of the study was the occurrence of nonfatal myocardial infarction or death from coronary heart disease as a first event; these two categories were combined.

> 簡潔に述べると，研究の一次エンドポイントは非致死性心筋梗塞の発生，ないしは冠動脈疾患死が最初のイベントとして起こった場合とし，それら2つのカテゴリーを合わせて解析した．

と記載されている．このように，2種類以上のエンドポイントのいずれかが最初に起こった時点をエンドポイントの発生としてカウントする方法を採ることはしばしばあり，これを**複合エンドポイント**とよぶ．また，エンドポイントも研究計画の段階で設定されたものであることが確認できるが，そもそもエンドポイントは事前に設定することが大原則である．いろいろなエンドポイントを測定しておき，試験終了後に解析してから，有意

差の得られたものを一次エンドポイントに設定することは許されない．

ここまで，研究デザインとパワー計算，そして一次エンドポイントの確認が終わったので，いよいよ本書の主要な関心事である，統計解析のパターンについてみてみよう．少し長くなるが，「Methods（方法）」のセクションの，「Statistical Analysis（統計解析）」の項の記述を全文引用してみよう．

Statistical Analysis

Ⓐ All data were analyzed according to the intention-to-treat principle. The results of the two fasting lipoprotein profiles obtained during visits 2 and 3 were averaged to produce base-line values. The LDL cholesterol results were analyzed according to both the treatment actually received and the intention-to-treat principle. The analysis based on actual treatment used only the measured lipid levels in subjects who had attended the previous scheduled visit and who had been issued with trial medication at that visit. For the intention-to-treat analysis, all recorded levels were included, without reference to the subjects' degree of compliance at previous visits. In addition, in cases in which no lipid value was available for a scheduled visit and no medication had been issued at the previous visit, the subject's base-line level was used. **For each end-point category, the lengths of time to a first event were compared with use of the log-rank test, and the relative reduction in risk resulting from pravastatin treatment, with 95 percent confidence intervals, was calculated with the Cox proportional-hazards model.** In addition, **Kaplan-Meier time-to-event curves were used to estimate the absolute risk of each event at five years for each treatment group.** When a silent myocardial infarction was detected on the basis of serial comparison of ECGs, the event was considered to have occurred midway between the first diagnostic ECG and the previous ECG. Two-tailed P values were used throughout.

Ⓑ For the primary end point, an analysis was performed for predefined subgroups characterized at base line according to age（< 55 years or ≧ 55 years），smoking status（smoker or nonsmoker of cigarettes, cigars, or pipes），and whether at least two of the following risk factors were present:

smoking, hypertension, a history of chest pain or intermittent claudication (as indicated by positive responses on the Rose questionnaire), diabetes, and a minor ECG abnormality associated with coronary heart disease (Minnesota code 4-2, 4-3, 5-2, or 5-3).

❸ In addition, the effect of treatment was examined in a subgroup with and a subgroup without vascular disease at base line. Vascular disease was considered to be present if there was evidence of angina, intermittent claudication, stroke, transient ischemic attack, and ECG abnormalities according to the Minnesota code. Finally, the influence of base-line lipid levels on the effect of treatment was assessed by dividing the randomized population according to the median plasma cholesterol, LDL or HDL cholesterol, or plasma triglyceride concentration.

❹ The Data and Safety Monitoring Committee conducted annual reviews of the main end points according to the O'Brien and Fleming criteria for stopping the trial prematurely. The overall P value indicating statistical significance was set at 0.01.

統計解析

❶ すべてのデータは，intention-to-treat の原則に則って解析された．2回目および3回目の受診の間に得られた2度の空腹時リポ蛋白プロフィールのデータを平均して，試験開始時の値とした．LDL コレステロールの結果は，実際に受けた治療ごと，および intention-to-treat 原則の両方で解析した．実際に受けた治療に基づいた解析は，最終の受診予定に受診し，受診時に試験薬の提供を受けた対象患者の脂質測定値のみを用いた．intention-to-treat 解析は，それまでの受診時における対象患者のコンプライアンスの程度にかかわらず，すべての記録された測定値を含めて行った．加えて，最終の予定受診時に脂質測定値が得られず，薬剤が提供されなかったケースでは，対象患者の試験開始時の測定値を用いた．**各エンドポイントごとに，最初のイベント発生までの時間を Log-rank 検定で比較し，プラバスタチン治療の結果得られたリスクの相対減少率を Cox の比例ハザードモデルにより，その 95％ 信頼区間とともに算出した．また，5年の時点での各治療群の各イベントの絶対リスクを，Kaplan-Meier の時間-イベント曲線を用いて推定した．**ECG の連続

観察による比較で無痛性心筋梗塞が同定された場合は，初めて梗塞の診断を得た ECG と前回 ECG の中間の時点で発生したものとして解析を進めた．危険率は常に両側危険率を算出した．

Ⓑ 　一次エンドポイントに関して，事前に決められたとおり開始時の年齢（55歳未満，55歳以上），喫煙状況（紙巻きタバコ，シガー，ないしパイプの喫煙者，非喫煙者），および次の危険因子――喫煙，高血圧，胸痛または間欠性跛行（Rose の質問表への陽性反応で示されたもの），糖尿病，および冠動脈疾患に伴う若干の ECG 異常（ミネソタコード 4-2, 4-3, 5-2, または 5-3）――のうち，少なくとも2つ以上を有するか否かで分けたサブグループ別の解析を行った．

Ⓒ 　次に，治療の効果を，開始時に血管疾患を認めたサブグループと認めなかったサブグループで解析した．血管疾患は狭心症，間欠性跛行，脳卒中，一過性脳虚血発作，およびミネソタコードによる ECG 異常とした．最後に，治療効果への開始時脂質値の影響を，ランダム化した対象を血清コレステロール，LDL または HDL コレステロール，あるいは血漿中性脂肪濃度の中央値を境に二分して評価した．

Ⓓ 　データ・安全性管理委員会により，O'Brien と Fleming の試験早期停止基準を用いた一次エンドポイントに関する年毎監査が行われた．統計学的有意を示す危険率はすべて 0.01 に設定された．

　最大の関心事である，実験治療（プラバスタチン）群全体および対照治療（プラセボ）群全体の主要アウトカムの発生状況を比較する統計解析手法については，段落Ⓐの太字部分にまとめて記載されている．記載の順序は Log-rank 検定→ Cox 比例ハザードモデル→ Kaplan-Meier イベント発生曲線となっているが，まぎれもなく **CLo (C) K 解析パターン**だ！

　解析パターンが CLo (C) K であることが確認できたので，以後はCLo (C) K のステップ1～3に沿って結果をみていけばよさそうだ．が，その前に，段落Ⓑと段落Ⓒにごちゃごちゃと書かれている内容がなんなのか，簡単に説明しておこう．

　書き出しが "For the primary end point, ..." なので一瞬注意を引くが，この部分はすべて，サブグループ解析に関する記載である．サブグループは，強いて日本語に訳すなら「下位グループ」とよぶことができるが，これは参加者全体を「上位グループ」とした場合に，そのなかからたとえば

「年齢が55歳以上」だけを抽出した下位のグループ，という意味である．

　EBMでは一般に，サブグループ解析はあらかじめ決められた少数の検定結果に限り参考にしてもよいといわれている．この論文では，年齢によって2つのサブグループに分けたほか，喫煙状況，他の危険因子の数，他の血管疾患の有無，総コレステロール値，LDLコレステロール値，HDLコレステロール値，中性脂肪値のそれぞれについても2つのサブグループに分け，一次エンドポイントについて計16回ものサブグループ解析を行っている．また，一次エンドポイントでは当然，全体での統計解析を1回行っているが，さらに本書では引用していないが5種類の二次エンドポイントによる全体での統計解析を行っているから，総計では22回の検定が行われた計算だ．危険率（p）が0.05の場合，「本当は差がないのに，差があるとしてしまう」αエラーが20回に1回は起こりうるわけだから，確率上22回の検定のうち1回は間違いとなってしまう．これは「あらかじめ決められた少数のサブグループ解析」の範囲を逸脱しているといってよい．そればかりか，主要アウトカムの対象者全員における解析結果の信頼性も問われる事態である．

　と考えていると，段落❹には統計学的有意と認識する危険率は0.01に設定したと書かれていた．これですべてのサブグループ解析の結果がにわかに信頼できるわけではないが，とりあえず全体での解析結果は読み進めてもよさそうだ．

　一次エンドポイントである「非致死性心筋梗塞または冠動脈疾患死」についてintention-to-treat解析（16ページのコラム参照）した結果は，Table 2の最上段（2段目以下は本書では省略してある）に示されている．すなわち，プラセボ群では当初3,293例が登録され，観察期間の中央値が

Table 2. End Points of the Study.

Variable	Placebo (N = 3293)	Pravastatin (N = 3302)	P Value	Risk Reduction with Pravastatin (95 % CI)
	no. of events (absolute % risk at 5 yr)			%
Definite coronary events				
Nonfatal MI or death from CHD	248 (7.9)	174 (5.5)	< 0.001	31 (17 to 43)

5年間の本試験で248例がエンドポイントに至り，プラバスタチン群では3,302例の登録のうち174例がエンドポイントに至っている．これを，EBMでお馴染みの2×2表で表せば，次表のようになる．

	プラセボ群	プラバスタチン群	計
イベントあり	248 (7.5%)	174 (5.3%)	422
イベントなし	3,045	3,128	6,173
	3,293	3,302	6,595

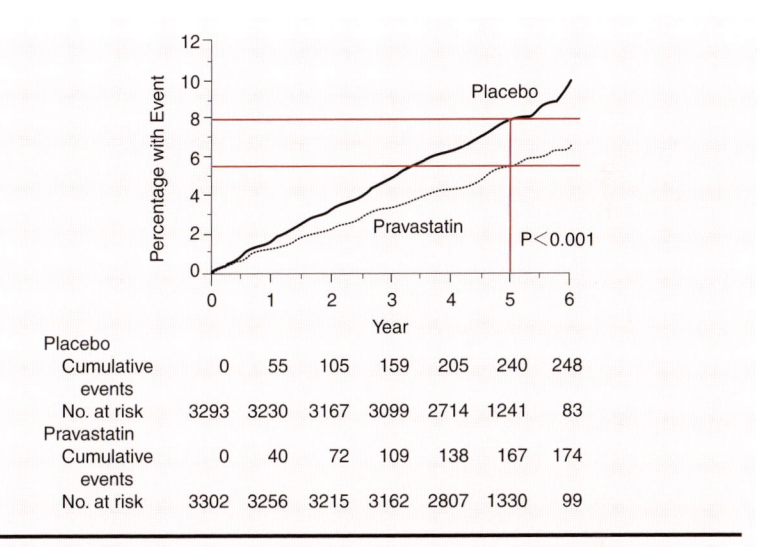

Placebo						
Cumulative events	0	55	105	159	205	240	248
No. at risk	3293	3230	3167	3099	2714	1241	83
Pravastatin						
Cumulative events	0	40	72	109	138	167	174
No. at risk	3302	3256	3215	3162	2807	1330	99

Figure 2. Kaplan-Meier Analysis of the Time to a Definite Nonfatal Myocardial Infarction or Death from Coronary Heart Disease, According to Treatment Group.

ここでまず注目してもらいたいのは，各群のイベント発生率（%で表示）の数値が，論文のTable 2と，EBMのステップ[*2]に従った方法（直接算出）では異なる点だ．プラセボ群のイベント発生率は，論文では7.9%であるのに対し直接算出では7.5%だし，プラバスタチン群のそれは，それぞれ5.5%と5.3%だ．これは，論文では直接計算ではなく，Statistical Analysisの部分に記載されているとおり，Kaplan-Meier法を用い，観察打ち切り例を考慮したうえでイベント発生率を推定しているからである．Figure 2のKaplan-Meier曲線をみると，ちょうど5年目のイベント発生

率がプラセボ群 7.9％，プラバスタチン群 5.5％と読み取れることからも，このことが確認できるだろう．

さて，Table 2 では各治療群のイベント発生数および発生率の右に，両群の差の検定における危険率（p 値）が ＜0.001 と記載されている．これが，Log-rank 検定の結果に相当する．EBM のお馴染みのステップでは，危険率を算出する検定は行わない．その代わりに，NNT（治療必要数）に 95％信頼区間を算出しているわけだ（本論文の結果を用いた NNT およびその 95％信頼区間の算出は第 3 章 157 ページを参照）．これは，統計に対する理解が浅い人のなかに，p 値が危険水準以下か否かだけにとらわれ，実際にとても重要な，「治療の効果の大きさ（effect size）」に対する関心を示さなくなってしまう人が多かったことへの反省が込められているようだ．第 3 章で詳しく述べるが，検定は，対象の数さえ増やしていけば，「治療の効果の大きさ」が臨床現場では役に立たないほど小さくても，有意に出てしまうことがある（137 ページ）．このことを CLo(C)K 論文の場合に当てはめて考えれば，Log-rank 検定の結果が有意というだけで結果

---

*2 ： EBM では，次の 4 つのステップに従って，実際に自分が診療している患者に必要な臨床疫学的情報を得て，適用を判断する．

ステップ1 実際の患者の診療からの疑問の抽出と定式化
↓
ステップ2 文献の検索とエビデンスの強さに沿った選択
↓
ステップ3 文献の批判的吟味（研究方法の妥当性と，結果の有用性の検討）
↓
ステップ4 実際の患者への適用を判断

ステップ 3 の「結果の有用性の検討」においては，

 論文から抽出したデータを用いて，対照群と実験群それぞれのイベント発生率（CER と EER）を直接算出（15 ページの脚注[*3] を参照）
↓
 CER と EER から RR，RRR（とその 95％信頼区間）を算出（15 ページの脚注[*3] を参照）

し，その後ステップ 4 で

 自分の患者の予測 CER と，ステップ 3 で求めた RRR（とその 95％信頼区間）から，自分の患者の ARR と NNT（とそれらの 95％信頼区間）を算出（第 3 章「治療に関するエビデンスの適用：ARR と NNT」157 ページを参照）する．

を採用するのではなく，その後の Cox の比例ハザードモデルによる相対リスク（ないし相対リスク減少率）の推定結果をきちんと考慮することが重要であることを意味している．Log-rank 検定の結果が有意であったということは，その後の相対リスクの推定結果を読む意味があることを示しているにすぎないと考えよう（もちろん，有意でなければ読む意義がないことになるので，重要であることには違いない）．

最後に，いわゆる EBM のステップ 3 に従い，これらの数字を用いて直接に相対リスク（RR）と相対リスク減少率（RRR）を算出してみよう[*3]．

[*3]：論文から抽出したデータを用いて，相対リスク（**RR**）と相対リスク減少率（**RRR**）を実際に計算する方法は次のとおりだ．まず，論文から抽出したデータをもとに，**2 × 2 表**を作成する．必要なデータは，対照群と実験群それぞれの参加者数，およびそれぞれのイベント発生者数である．これを，下記の表に従って計算すると，RR と RRR が計算できる．これらの指標がもつ意義などについては，第 3 章の「治療に関するエビデンスの適用（：ARR と NNT）」（157 ページ）の項を参照してほしい．

	対照群 (control)	実験群 (experiment)
イベント発生者数	a	c
イベント非発生者数	b	d
参加者数	$a + b$	$c + d$
イベント発生率 (control or experimental event rate)	$\text{CER} = \dfrac{a}{a+b}$	$\text{EER} = \dfrac{c}{c+d}$
相対リスク (relative risk)	\multicolumn{2}{c}{$\text{RR} = \dfrac{\text{EER}}{\text{CER}}$}
相対リスク減少率 (relative risk reduction)	\multicolumn{2}{c}{$\text{RRR} = 1 - \text{RR}$}

（割り算／1 から引く）

RRR の 95 % 信頼区間の算出法

$$\text{RRR} \pm 95\%\ \text{C.I.}$$

$$= \left(1 - \frac{\text{EER}}{\text{CER}}\right) \pm 1.96 \times \frac{\sqrt{\dfrac{\text{CER} \times (1 - \text{CER})}{\text{対照患者数}} + \dfrac{\text{EER} \times (1 - \text{EER})}{\text{実験患者数}}}}{\text{CER}}$$

ただし，単に CER とある場合は，論文中の CER を意味する．

$$RR = \frac{EER}{CER} = \frac{174/3302}{248/3293} = 0.700 \ (70.0\ \%)$$

$$RRR = 1 - RR = 1 - 0.700 = 0.300 \ (30.0\ \%)$$

Table 2 に記載されている Cox の比例ハザードモデルによる (Relative) Risk Reduction (〈相対〉リスク減少率) は 31 % と記載されており，直接算出の値 (30.0 %) とは大きな違いがないようだ．

> **Column**
>
> **intention-to-treat 解析**
>
> スポーツの競技で「インテンショナル・ファウル」といえば，「意図的な反則」であり，重い罰則が科せられる．この場合の"intention"は「悪い意図」であるが，本来は"intention"は良い悪いにかかわりなく，「意図をもつこと」だけを意味している．したがって intention-to-treat とは，「治療の意図をもつこと」だ．あるランダム化比較試験で，A という治療法と，B という治療法に，参加者がランダムに割り付けられたとすると，この段階で参加者と主治医は，「A または B という治療を受ける（行う）意図をもった（intention to treat with A or B）」ことになる．
>
> このまま，A に割り付けられた人全員が A の治療を終わりまで受け，同様に B に割り付けられた人全員が B の治療を終わりまで受ければ，解析には問題はまったく生じない．ところが，実際に臨床試験を行うと，
>
> ①割り付けがなされてから，実際の治療が開始されるまでの間に，参加者がその治療を拒否する
> ②参加者が治療開始前，あるいは治療が終了する前になんらかの臨床的イベントを起こしてしまい，治療が受けられなくなる
> ③治療を始めたが副作用のため中止する
> ④A に割り付けられていたのに，試験への参加を撤回したうえで，B の治療を希望して受けてしまう
>
> などのさまざまな理由で，割り付けられた治療を受けなかったり，もう一方の治療を受けてしまうケースが出てくることがある．①〜③のようなケースは解析から外したり，④のようなケースは，実際に受けた（④の例では B）治療群に含めて解析すればよいように一見思えるかもしれない．

ところで，実際の臨床現場で，Aの治療を行うかBの治療を受けるか（行うか）を決断する際に必要な情報はなんだろう．「AかBか決断する」ということは，決断の結果「AまたはBという治療法に沿って治療を受ける（行う）意図をもつ」ことである．このとき，どの患者に①〜④のようなことが起こるかは予測できない．したがって，
　「実際にAという治療を受けた群と，Bという治療を受けた群」
を比較するのではなく，
　「Aという治療法を受ける（行う）意図をもった群と，Bという治療法を受ける（行う）意図をもった群」
を比較した情報に基づいて判断することが必要となり，これをintention-to-treat解析とよぶ．ちなみに，前者の群分けに従って解析することは，per protocol解析などとよばれる．

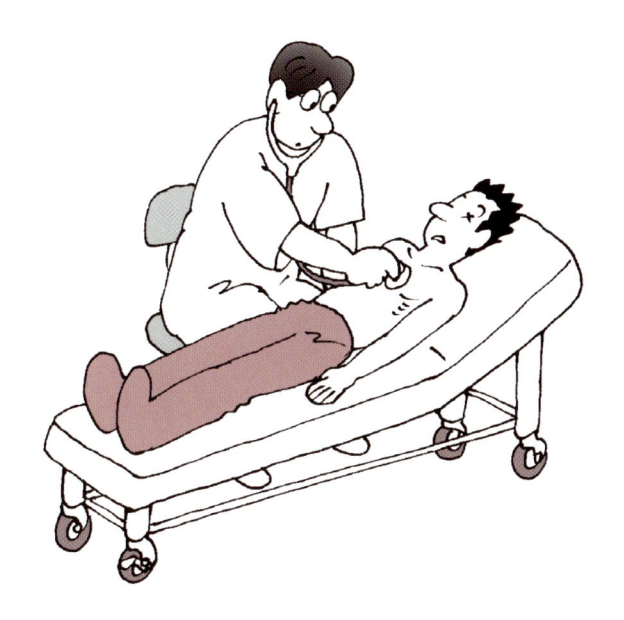

■ クロス表を機能させる Table FCχ 論文

　37件のランダム化比較試験のうち，臨床的イベントの発生の有無をエンドポイントとした34件の論文のなかで，イベント発生の時間経過を考慮しないものは12件存在する．これらの論文の主要アウトカムの解析は至ってシンプルで，すべて次のパターンである．

STEP 1 各治療群のイベント発生頻度の差の検定

⬇

STEP 2 対照群に対する，実験群の相対リスクの推定

各ステップにおける統計手法としては，

STEP 1 イベント発生頻度の差の検定においては12件のなかで，
　　　6件は，Fisher の直接確率検定を採用
　　　3件は，χ^2（カイジジョウ）検定を採用
　　　3件は，Cochran-Mantel-Haenszel 検定を採用

⬇

STEP 2 相対リスクの推定では，12件中6件が相対リスク（またはオッズ比）の直接算出を採用
　　　5件は，相対リスクの算出なし
　　　1件は，Cochran-Mantel-Haenszel の相対リスクを採用

していた．Fisher の直接確率検定，χ^2 検定，および Cochran-Mantel-Haenszel 検定は，いずれも 2×2 分割表や 3×2 分割表などの「**クロス表**」とよばれる表を作成し，治療群間でイベント発生頻度に差があるか否かを検定する解析手法であり，まとめて理解することが可能である．これらの解析手法については第 2 章（71 ページ）で解説する．

Fisherの直接確率検定	（83ページに解説）
χ^2検定	（71ページに解説）
Cochran-Mantel-Haenszel検定	（87ページに解説）

　各治療群間に差があるとの結果が得られたら，その後，相対リスクを直接算出するか，あるいはCochran-Mantel-Haenszelの相対リスクを算出し，効果の大きさを推定することになる．

　このように，クロス表（contingency table）を作成して解析するパターンの論文を，3つの統計手法の頭文字（F，χ，C）を採って「**クロス表を機能させる Table FCχ（テーブル・ファンクション）論文**」とでもよぶことにしよう．ここでは，クロス表解析の手法のなかで最もレベルの高い（他の因子に基づいて層別化し，複数のクロス表を作成して解析する）Cochran-Mantel-Haenszel検定（およびその相対リスク）を採用し，かつ最も引用回数の多かった次の論文を実例として挙げてみよう．

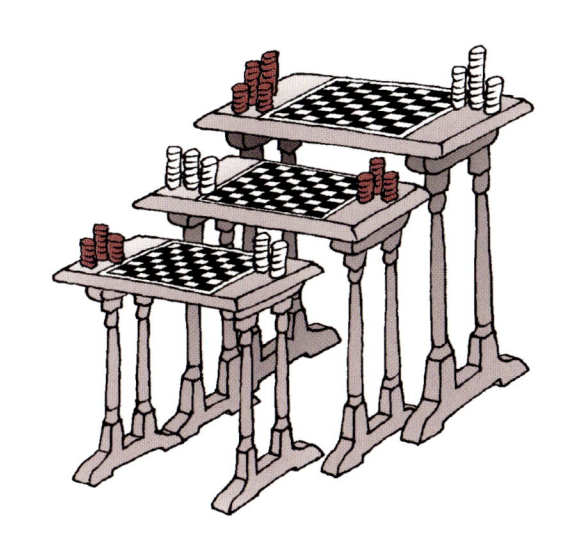

◆クロス表を機能させる Table FCχ 論文の実例——

Liberman UA, Weiss SR, Broll J, Minne HW, Quan H, Bell NH, Rodriguez-Portales J, Downs RW, Dequeker J, Favus M, Seeman E, Recker RR, Capizzi T, Santora AC, Lombardi A, Shah RV, Hirsch LJ, Karpf DB.
Effect of oral alendronate on bone-mineral density and the incidence of fractures in postmenopausal osteoporosis.
N Engl J Med 333(22): 1437-1443, 1995.

　これは，閉経後に骨粗鬆症を認める女性に対するアレンドロネート（alendronate）投与の，骨折の発生率への効果を観察した論文だ．

　実はこの論文は，まったく同じデザインで行われてはいるものの，米国で行われた一つの研究と，オーストラリア，カナダ，ヨーロッパ，イスラエル，メキシコ，ニュージーランド，および南アフリカの医療機関の協力で行われたもう一つの研究の，併せて2つの研究の結果を統合して報告したものだ．すなわち，2つの2×2分割表を統合する必要があったため，層別化した2×2分割表を統合して解析する手法である Cochran-Mantel-Haenszel 法を採用したわけである．したがって，その意味では，この論文が Cochran-Mantel-Haenszel 法を採用しているのは必要に迫られたからで，年齢や地域などの他の要因の影響を調整しようと試みたというわけではない．

　なお，Cochran-Mantel-Haenszel 法を採用していた他の2本の論文は，いずれも多施設共同研究であり，ランダム化を施設ごとに層別化して行い，その層別データを Cochran-Mantel-Haenszel 法で解析するという方法を採用している．ちなみに，その2本のうち1本は，例として挙げる論文と同様，アレンドロネートの骨折予防効果に関する論文であった．

　「Methods（方法）」のセクションには，次の項目が挙げられている．

Study Population	研究対象
Treatment	治療

End Points　　　　　　　エンドポイント
Statistical Analysis　　　統計解析

　まず，研究デザインを確認しよう．「Treatment（治療）」の項には，次のように記載されている．

The women were randomly assigned to receive placebo（40 percent of the women）or 5, 10, or 20 mg of alendronate per day（20 percent in each dose group）for two years, to be followed by open-label therapy during the third year. Before any of the women had reached the 24-month visit, the protocol was modified to include a third year of double-blind therapy, and the women receiving 20 mg of alendronate per day were switched（blindly）to a dose of 5 mg per day for the third year. This change was made because the results of another study had demonstrated that a dose of 20 mg per day was more than necessary to obtain the maximal increase in bone mineral density. All the women received a daily supplement of calcium carbonate providing 500 mg of elemental calcium.

　女性たちは，プラセボ（参加女性の40％），あるいは1日あたり5，10，ないし20 mgのアレンドロネート（各投与量群が20％ずつ）を2年間投与され，続いて3年目は投与薬剤開示下で追跡される（4つの）群にランダムに割り付けられた．しかし，24か月目の受診に一人も到達しないうちに試験計画が変更され，3年目も二重盲検治療を行い，1日あたり20 mgのアレンドロネートを投与されている女性に対し3年目は1日あたり5 mgの投与とする（本人には知らされずに）ことになった．この変更は，もう一つの研究の結果から，1日あたり20 mgの投与は，最大の骨塩濃度増加を得るうえで必要となる量を上回っていることが示されたためである．参加全女性は，日々500 mgの必須カルシウムを供給する炭酸カルシウムのサプリメントも投与された．

　この記載から，この試験が**ランダム化比較試験**であることが確認できたので，続いて**一次エンドポイント**を確認しよう．もしこれが記載されているとすれば，当然「End Points（エンドポイント）」の項であるはずなの

だが……．実は，ここには

　　DEXA 法による骨塩量（腰椎，大腿骨頸部，大転子，前腕，全身）測
　　　定結果の変化
　　新たに生じた椎体骨折（脊椎側面レントゲン撮影）
　　椎体変形指数の変化（脊椎側面レントゲン撮影）
　　身長の変化
　　新たに生じた脊椎以外の骨折の申告

がエンドポイントとして挙げられているのだが，どれが一次エンドポイントであるかは書かれていない！　おそらく，この研究では一次エンドポイントを特に定めていないものと考えられる．第 3 章「多く検定することの問題」（142 ページ）に解説するように，比較検定は何回も行うとそれだけ「本当は差がないのに，差があるとしてしまう」α エラーが現れる確率が増えるから，なるべく検定の回数は少なくし，さらに，最も重要と考えるエンドポイントをあらかじめ一次エンドポイントとして設定しておくことが望ましいとされている．したがって，一次エンドポイントを明示していない点は，この論文のウィークポイントの一つとなる．

　それでは，読者の皆さんはどのエンドポイントが最も患者にとって重要だと思われるだろうか．患者さんからみれば，測定して知ってしまわなければ困ることがない検査のデータより，ADL（日常生活動作）に大きく影響する椎体や大腿骨頸部の骨折が起こるかどうかが関心事だろう．この研究では大腿骨頸部骨折については評価されていないので，私たちは臨床家の立場から，新たに生じた椎体骨折に注目して（私たちの一次エンドポイントと考えて）この論文を読み進めることにしよう．

　ところで余談だが，なぜこの論文では一次エンドポイントが設定されていないのだろうか．あくまで推測だが，この研究が計画された当時，女性の骨粗鬆症に対する薬物治療のなかで，骨塩量を増加させる効果はともかく，実際の骨折を予防することが証明されていた治療法は，（女性）ホルモン補充療法以外には存在せず，骨折予防の効果を証明することについては難しいと考えていたのではないかと思われる．かといって，骨塩量は本当の意味での「患者中心のアウトカム」ではないので，これを一次エンドポイントに設定することもはばかられたのではないか．いや，ただ単に，

複数のエンドポイントを並列に扱うことになんの疑問も感じていなかったのかもしれないが．

さて，この論文では「新たな椎体骨折」は，次のように定義されている．

> Lateral spine films were obtained at base line and after one, two, and three years of therapy to detect vertebral fractures and the progression of vertebral deformities.
>
> （中略）
>
> A new fracture was defined as a reduction of at least 20 percent, with an absolute decrease of at least 4 mm, in the height of any vertebral body between base line and follow-up.

> 椎体骨折および椎体変形の進行を検出する目的で，試験開始時，治療開始から1，2，および3年の時点で，腰椎側面撮影が実施された．
>
> （中略）
>
> 新たな骨折は，いずれかの椎体の高さが，試験開始時と追跡時点の間で少なくとも20％減少し，絶対値としても少なくとも4 mm以上減少したものと定義した．

この記載をみると，この論文の解析パターンがある程度予測できることにお気づきだろうか．閉経後の骨粗鬆症に生じる椎体骨折は，多くの場合イベントの発生日時が特定できないから，一定間隔でレントゲン写真を撮影して，イベントの有無を確認することになる．この研究では，試験開始時以降1年ごとに腰椎側面撮影を行っている．言い換えれば，イベントの発生，すなわち新たな椎体骨折の発生は経時的に観察されているわけではない．したがって，この研究はランダム化比較試験ではあるものの，イベント発生の時間的経過を観察するCLo(C)Kパターンの解析は使えないことになる．

さすれば，ある一つの時点で，各群の参加者をそれまでに生じた新たなイベントの有無により分けて，クロス表（Table）を作成して解析するTable FCχパターンで解析していると予想されるのである．

では，はたしてその予想が的中しているのかどうか，いよいよ「Statistical Analysis（統計解析）」の項を読み進めてみよう．

Statistical Analysis

Ⓐ From the outset, the plan was to pool the data from the two, identically designed studies and from the three alendronate groups in each study, since we anticipated that neither trial alone, nor any one dose group, would be sufficiently large to allow the detection of a significant effect of alendronate on the incidence of new fractures.

Ⓑ Changes in bone mineral density at each site (expressed as the percentage of increase or decrease from the base-line value) were calculated at 3, 6, 12, 18, 24, 30, and 36 months. All analyses reflect the correction factors calculated at the central facility, which were determined from standard phantom spine measurements made during the study.

Ⓒ **For the analysis of the proportion of women with one or more new vertebral fractures, the Breslow-Day test was used to determine whether there was any interaction between treatment group and study** (since there were two studies). Because no interaction was evident (P = 0.43), the study designs were identical, and the data pooling was specified in advance, the pooling of data from the two studies was valid. **After the data had been pooled, the Cochran-Mantel-Haenszel test was used to compare the placebo group with the alendronate group. Estimates of the relative risk associated with alendronate as compared with placebo and 95 percent confidence intervals were computed.**

Ⓓ A chi-square test was used to compare the proportions of women with progressive vertebral deformities (i.e., women with an increased Spine Deformity Index) in the placebo and alendronate groups. For the analysis of changes in height from base line, we used an analysis-of-variance model that included terms for the treatment group, center, and interaction between the treatment and the center. This last term was removed from the analysis, since there was no statistical evidence of such an interaction. Slopes (for changes in height over time) were calculated for women who had at least three height measurements and were evaluated in a fashion similar to that described above, except that a weighted analysis of variance was used, with the weights inversely proportional to the variance of the estimated slope for each woman. Nonvertebral fractures were analyzed with the Cox proportional-hazards model, with each of the two studies as a stratification factor.

❺ All analyses of the efficacy of alendronate were based on the intention-to-treat principle; that is, all women who had at least one measurement after randomization were included in the evaluation, irrespective of whether they were still taking the study drug. Treatment effects for certain prespecified patient characteristics (e.g., age and the presence or absence of a vertebral fracture at base line) were summarized for all end points, but no P values were computed.

統計解析

❶ 当初より,まったく同じデザインを採用し,3種のアレンドロネート群を設定した2つの試験からのデータをプールする計画であった.これは,いずれの試験単独でも,あるいはいずれの投与量群単独でも,新たに発生する骨折の頻度に対するアレンドロネートの効果を有意に同定できるほど症例数が十分ではないと予測していたためである.

❷ 各部位における骨塩量の変化(試験開始時からの増減を百分率で表したもの)は,3,6,12,18,24,30,36か月目に算出した.すべての解析は,今回の試験中に行った標準ファントムによる脊椎骨塩量測定により決定し,中心施設で算出した補正因子を反映して行った.

❸ **1つ以上の新たな脊椎骨折を生じた女性の割合の解析のため,治療群と各試験の間になんらかの関係が存在しないかをBreslow-Day検定により決定した(2つの試験が存在するため).** 特に関係は認められず($p=0.43$),また試験デザインは同一で,データのプールは事前に決定していたことから,2つの試験から得られたデータを統合することは問題ない.**データがプールされた後,プラセボ群とアレンドロネート群を比較するためCochran-Mantel-Haenszel検定を行った.プラセボに対するアレンドロネートの相対リスクの推定値,およびその95%信頼区間を算出した.**

❹ プラセボ群とアレンドロネート群の進行性脊椎変形を生じた女性(すなわち脊椎変形度スケールの増加を認めた女性)の割合の比較には,χ^2検定が用いられた.試験開始後の身長の変化の解析には,各治療群,施設,および治

> 療群と施設の相関を含めた ANOVA モデルを用いた．この 3 つ目の因子は，統計上そのような相関が存在する証拠がなかったため，結果として解析からは外された．少なくとも 3 回の身長測定を行った女性では傾き（時間の経過に伴う身長の変化）を算出し，各女性について推定した傾きに逆比例する重用率を用いた重用化 ANOVA を用いた以外は，上記と類似の手法で解析を行った．脊椎外骨折については，層別化因子として 2 つの試験のそれぞれを用いた Cox の比例ハザードモデルにより解析された．
>
> **Ｅ** アレンドロネートの効用に関するすべての解析は，試験薬をまだ服用しているか否かにかかわらず，ランダム化の後，少なくとも 1 回の測定を行ったすべての女性を含める intention-to-treat の原則に従った．あらかじめ特定されていたいくつかの患者特性（たとえば年齢や試験開始時の脊椎骨折の有無など）に対する治療の効果は，すべてのエンドポイントについてまとめたが，危険率の算出は行わなかった．

　統計解析計画の記載は，最初から言い訳で始まっているようにもみえるが，段落**Ａ**で書かれていることは，まったく同じデザインの複数（この場合は 2 つ）のランダム化比較試験を行い，そのデータを統合することがあらかじめ決められていたということである．層別化した複数のクロス表のデータを統合して各群のイベント発生率を比較する統計手法が Cochran-Mantel-Haenszel 検定であるから，その段階でこの統計手法が用いられている可能性がすでに示されていることになる．

　また，面白いことに，2 つの試験のデータを統合する計画を立てた理由として，「新たに発生する骨折の頻度に対するアレンドロネートの効果を有意に同定できるほど症例数が十分ではないと予測していたため」としており，実は論文中には何が一次エンドポイントであるか明示されていないものの，研究者たちがやはり，アウトカムとして「新たに発生する骨折の頻度」に最も強い関心をもっていたことが十分に表されているのである．

　さらにいえば，この一文で研究者たちが「（必要）十分な症例数を予測」していたことが示唆されている．好意的に考えればあらかじめパワー計算を行ったと解釈できるが，第 3 章に解説するように，パワー計算は両群の n 数が同じとして

1. 予測されるコントロール群のイベント発生率
2. 期待する最低限の相対リスク減少率
3. 許容できる α エラー
4. 期待する統計学的パワー（$1-\beta$エラー）

を設定しなければ行うことができない．本当にパワー計算を行ったのなら，これはぜひ論文に明記してほしいものだ．

さて，私たちの予想どおり，❸の段落の最後の太字部分に，Cochran-Mantel-Haenszel 検定を行ったうえで，相対リスクの推定値と 95 ％ 信頼区間を算出したと記載されている．さかのぼってその前，❸の段落の最初の太字部分に書かれている Breslow-Day 検定であるが，これは Cochran-Mantel-Haenszel 検定を行うための前提条件として，層別化した各 2 × 2 表の間で，治療の効果に差がないことを証明しようとする試みである．

厳密にいえば，Breslow-Day 検定は「層別化した各 2 × 2 表の間で，治療の効果に差がない」という帰無仮説を検定している．この仮説が棄却されなかったということは，必ずしも両者に差がないことの証明とはいえず，単に「両者に差がある」ことを「証明できなかった」にすぎない．その意味では「2 つの試験から得られたデータを統合することは問題ない」との記述は問題があるといえるが，かといって，厳密に「両群の治療効果に差がない」ことを証明するには膨大な症例数が必要となり，もはや臨床試験として現実的ではなくなってしまう．このため，一般には Breslow-Day 検定を用いて「層別化した各 2 × 2 表の間で，治療の効果に差がない」との帰無仮説が棄却されなければ，Cochran-Mantel-Haenszel 検定を用いるための前提条件をクリアしたものとみなすことが一般に認められているようだ．

なお，段落❹は，その他のエンドポイントに関する解析手法の解説である．そして，段落❺には，すべての解析が **intention-to-treat の原則**（16 ページのコラム参照）に沿って行われたことが明記されている．

さて，結果であるが，（私たちの）一次エンドポイントである脊椎骨折についての結果は，次ページの表（Table 2）にまとめられている．また，この結果を 4 分表の形にしたものを示してみた．このままの形で χ^2 検定

Table 2. Women with New Vertebral Fractures during the Three-Year Study Period.*

Group of Women	Placebo Group	Alendronate Group
	% of women with fractures (no./total no.)	
All	6.2 (22/355)	3.2 (17/526) †
Age, < 65 yr	4.7 (9/190)	3.7 (11/294)
Age, ≧ 65 yr	7.9 (13/165)	2.6 (6/232)
With previous fractures	19.1 (13/68)	13.4 (13/97)
Without previous fractures	2.0 (5/253)	1.0 (4/384)
In U.S. study	4.5 (8/177)	1.6 (4/258)
In multinational study	7.9 (14/178)	4.9 (13/268)

* The numbers of women with and without previous fractures do not sum to 881, because only women with pretreatment films that could be fully evaluated were included in the baseline analysis of fractures.

† P = 0.03, relative risk = 0.52 (95 percent confidence interval, 0.28 to 0.95).

	プラセボ群	実験群	計
骨折あり	22	17	39
骨折なし	333	509	842
	355	526	881

を行うことも，計算するだけならもちろん可能である[*4]．しかし，この論文中では，米国内で行った試験と，国際共同試験の2つの試験に分け，それぞれの2×2表を作成し，それをCochran-Mantel-Haenszel法で統合して検定するという手法を採ったわけだ．その結果得られた危険率が0.03であったことがTable 2の説明（†）に記載されている．

また同様に，Cochran-Mantel-Haenszelの相対リスク（relative risk）が0.52と記載されているが，実際に試験ごとのデータが記載されていないため，4分表を書くことはできず，これを検算することはできない．実は，2つの試験を層別化せずに単純に相対リスクを直接計算しても同じ0.52となる[*5]．「Statistical Analysis（統計解析）」の該当部分をもう一度確認すると，検定はCochran-Mantel-Haenszel法で間違いないが，続けて記載されている相対リスクの計算もCochran-Mantel-Haenszel法で行ったと明記されているわけではない．もしかすると，結果に示された相対リスク

は，直接計算の結果が記載されている可能性もありそうだ．

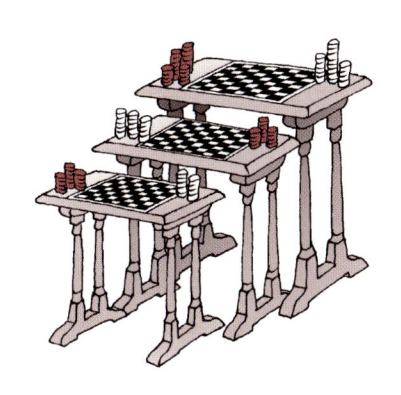

*4： χ^2 値（Yates の補正つき）を計算すると，

$$\frac{(|22 \times 509 - 333 \times 17| - 881/2)^2 \times 881}{355 \times 526 \times 842 \times 39} = 3.73$$

となる（計算方法は第 2 章 82 ページに解説）．$p = 0.05$ の χ^2 値が 3.84 であるから，上記の場合 $p > 0.05$ であることがわかる．ちなみに，Yates の補正を加えないときの χ^2 値は 4.40 なので $p < 0.05$ である．

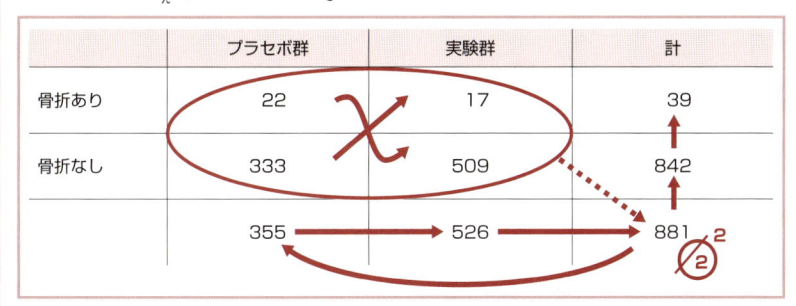

	プラセボ群	実験群	計
骨折あり	22	17	39
骨折なし	333	509	842
	355	526	881

*5： 上記の 4 分表に基づいて CER, EER, RR, RRR を計算すると，それぞれ

$$\text{CER} = \frac{22}{355} = 0.062 \qquad \text{EER} = \frac{17}{526} = 0.032$$

$$\text{RR} = \frac{\text{EER}}{\text{CER}} = 0.52 \qquad \text{RRR} = 1 - \text{RR} = 0.48$$

となる．

3 ランドマーク論文研究デザイン 第2位：コホート研究を読む

　1993年から2002年の10年間に，最も頻繁に引用された臨床医学論文の上位100論文を調べてみると，コホート研究はランダム化比較試験37件に次いで多く，15件存在した．この15件を調べてみると，危険因子・予測因子の検証を目的とし，二者択一の変量をアウトカムとして解析するものが10件と多かった．うち6件は，イベント発生までの時間経過を測定したものであり，残る4件は時間経過を考慮しないものであった．残る5件のうち3件は，種々の統計解析手法を用いて，新たな危険因子や予測因子を探索しようとするものであり，残る2件は，イベント発生率や自然経過の記述を目的とした観察研究であった．

コホート研究	計	15件
● 二者択一アウトカムを用いた検証的研究		10件
≫ 時間経過を考慮するもの		(6件)
≫ 時間経過を考慮しないもの		(4件)
● 探索的研究		3件
● 記述的研究		2件

■ イベント発生の時間経過を観察するCLo(C)K論文

　イベント発生の時間的経過を群間で比較検討している6件の統計解析パターンは，イベント発生の時間的経過を検討するランダム化比較試験の場合と同じように，

STEP 1 各治療群の各時点での**生存率（またはイベント発生率）の推定**

⬇

> **STEP 2** 各治療群間の生存率の差の検定

> **STEP 3** 対照群に対する，実験群の**相対リスクの推定**

のようになっていた．ランダム化比較試験の場合，各ステップで用いられる統計手法は

> **K**aplan-Meier ➡ **L**og-rank ➡ **C**ox（または **C**ochran-Mantel-Haenszel）
> パターン

であることが多かったが，コホート研究の論文では，Kaplan-Meier 法は2件，Log-rank 検定ないし Cochran-Mantel-Haenszel 検定も2件にとどまっている．Kaplan-Meier 法を使わずとも，イベントの粗発生率や年齢調整済み死亡率などの算出で十分である場合も多いし，Log-rank や Cochran-Mantel-Haenszel で検定を行わなくても，相対リスクの 95 % 信頼区間を示すことで十分と考える場合が多いためと思われる．一方，ステップ3の**相対リスクの推定**には，6件中6件で **Cox の比例ハザードモデルによる相対ハザード**が用いられていた．

すなわち，コホート研究においても，ランダム化比較試験の場合と同様，

> **Kaplan-Meier 法**　　　　　　　（63 ページに解説）
> **Log-rank 検定**　　　　　　　　（65 ページに解説）
> **Cox の比例ハザードモデル**　　　（68 ページに解説）

の CLo(C)K パターンさえ理解しておけば，「臨床的イベント発生の時間的経過」を主要アウトカムとした論文はほとんど読みこなすことができそうだ．

◆コホート研究の CLo(C)K 論文の実例

次の論文では，生存分析と Log-rank 検定，Cox の比例ハザードモデルを用いて，ニューヨークにおける加齢と健康に関するコホート研究のサブ解析結果が報告されている．

> Tang MX, Jacobs D, Stern Y, Marder K, Schofield P, Gurland B, Andrews H, Mayeux R.
> Effect of oestrogen during menopause on risk and age at onset of Alzheimer's Disease.
> Lancet 348 (9025): 429-432, 1996.

まず研究デザインを確認しよう．この論文の「Methods（方法）」のセクションには，これまでに紹介した論文とは異なり，項目の小見出しがない．そのことからして，論文の読者への配慮に欠けている論文といえるかもしれないが，これは雑誌の編集方針も関係してくるので，すべて論文の著者の責任としてしまうわけにはいかないだろう．

仕方がないので，「Methods（方法）」のセクションを眺めると，まず最初に

> 1282 non-demented elderly women were identified in a community-based study of ageing in northern Manhattan, New York City.

> ニューヨーク市マンハッタン北部における加齢に関する地域基盤研究から，1,282 人の認知症（痴呆）のない高齢女性が同定された．

とある．この最初の段落の残りの部分は，この 1,282 人がどのような方法で同定されたかを説明している．そして，次の段落は

> Information about oestrogen use was available for 1227 (95.7%) women. From this group we excluded 52 (4.2%) women with Parkinson's disease, 45 (3.7%) with stroke, and six (0.5%) with both disorders. Thus, we restricted

> the analysis to 1124 women.

> エストロゲン使用に関する情報は，1,227人（95.7％）の女性から得られた．このなかからさらに，Parkinson病の52人（4.2％），脳卒中の45人（3.7％），その両方を有する6人（0.5％）を除外した．その結果，解析対象は1,124人に絞られた．

と書かれており，エストロゲンの情報が得られた女性のみを対象とし，またこの段階で症候性の認知症を呈する可能性があるParkinson病と脳卒中の患者を除外したことがわかる．結局のところ，この研究はマンハッタン北部で行われた「加齢に関する」地域基盤研究のなかから，今回エストロゲンの使用とAlzheimer病の発症の関係を検討するうえで適した高齢女性を選び出して行った研究ということになる．つまり，別の研究のためにリクルートされた対象者を，この研究のために二次利用したわけだ．

3つ目の段落は，エストロゲン使用に関する情報の実際の調査方法について記載され，またその調査方法の信頼性と妥当性について述べている[*6]．4つ目の段落は認知症の診断の方法について解説されているのだが，医療記録（カルテ）および画像資料の調査と，定期的な追跡診察の情報に基づいて，Alzheimer病の発症というイベントを同定しているようだ．この論文では結局，何が**一次エンドポイント**であるかの明示はなされていないが（多くのコホート研究の論文では明示されないことが多い），エンドポイントとして唯一示されているのがこの記述である．

地域基盤研究では，実験的な介入（故意にある治療を行ったり，これと比較するために別の治療を行ったり）は行わない．主に1回だけ調査を行う「横断研究」と，異なる時期に2回以上にわたり調査を行う「縦断研究」があり，後者のなかでも特に，最初の調査の対象者集団（コホート）

[*6]：「エストロゲン使用歴の調査」の方法によっては，intention-to-treat原則に沿った解析を行うことは理論的には不可能ではないかもしれない．医師と相談して，一度でもエストロゲンの使用に「同意」したことがあれば，「治療を受ける意図」をもったことになるからだ．しかし，現実にはこのような情報を正確に集めることは困難だろう．

を追跡して観察する研究を「コホート研究」とよぶ．この研究では同一の集団（コホート）に定期的な追跡を行ってイベントの発生の有無を確認しているので，この研究は**コホート研究**であることがわかる．

　ここで，本来の目的である「加齢に関する」研究も，さらに大きな元の対象者集団を追跡したコホート研究であると思われるが，コホート研究の実施には多大な労力と資金が必要とされるため，一つの研究の対象者集団とデータを用いて，今回のように複数の疑問に関する二次的な研究が行われることは少なくない．しかし，厳密な意味では一つのコホートで多くの統計解析を行うことになり，やはり第3章で解説するように「本当は差がないのに，差があるとしてしまう」αエラーの確率は高まることになる．

　5つ目の段落は人種の分類方法について，6つ目の段落はアポ蛋白Eの検査方法について書かれている．そして，最後の7つ目と8つ目の段落が，いよいよ統計解析に関する記述である．

Ⓐ Demographic characteristics and a history of oestrogen use in women who did and did not develop Alzheimer's disease were compared by means of χ^2 tests for categorical variables and ANOVA for continuous variables. Age, ethnic origin, and education were compared among women who did and women who did not use oestrogen, and then among those who did and did not develop Alzheimer's disease.

Ⓑ **The Cox proportional hazard model was used to calculate the relative risk of developing Alzheimer's disease associated with use of oestrogen, and survival analysis was used to plot the age-at-onset distributions for women who did and did not use oestrogen.** Subsequent models were stratified to assess the effects of education, *APO E* genotype, and ethnic origin on the relative risk; these covariates were then included in multivariate models. Because older women entering the study had a higher probability of developing Alzheimer's disease than younger women, we stratified the analysis by the median age at baseline to reduce a possible age cohort effect. We used martingale methods to check the proportional hazards assumption. The annual incidence rate was estimated and the incidence rate ratio was calculated by standard methods.

Ⓐ　Alzheimer病を発症した女性としなかった女性における，人口統計学的要因とエストロゲン製剤の使用歴は，カテゴリー変量の場合は χ^2 検定を，連続変量の場合は ANOVA を用いて比較した．エストロゲンを使用した女性と使用しなかった女性，そして Alzheimer 病を発症した女性としなかった女性において，年齢，民族的素性，および教育について比較した．

Ⓑ　**エストロゲン使用に関連して Alzheimer 病を発症する相対リスクは，Cox の比例ハザードモデルを用いて算出され，エストロゲンを使用した女性としなかった女性の発症年齢分布をプロットするために生存分析が用いられた．** 以下のモデルは，教育，アポ E 遺伝子型，および民族的素性の相対リスクへの影響を検討するため層別化された．そして，これらの共変量は多変量モデルに組み込まれた．若年女性に比較して，高齢の女性の参加者は Alzheimer 病を発症する可能性が高いため，存在しうる年齢-コホート効果を減少させるために，試験開始時年齢の中央値で解析を層別化した．比例ハザードモデル仮定の正当性をチェックする目的では，Martingale 法を用いた．年毎発症率を推定し，標準的な方法で発症率比を算出した．

　Ⓐの段落の冒頭の記載から，追跡中に Alzheimer 病を発症した女性と，発症しなかった女性を別々の群に分け，各群の間でエストロゲン使用歴の頻度に違いがあるかないかを，χ^2 検定を用いて比較したことが記載されている．しかし，クロス表を用いる χ^2 検定はイベント発生（Alzheimer 病発症）の時間的経過を比較するものではない．また，χ^2 検定は他の因子の影響を考慮して調整するものでもない．

　そこで，この論文では χ^2 検定だけでなく，CLo（C）K パターンの解析も採用している．すなわち，Ⓑの段落の太字部分にあるように，生存分析（Kaplan-Meier 法とは書かれていないが）と Cox の比例ハザードモデルによる相対リスクの推定である．Log-rank 検定については「Methods（方法）」のセクションに記載がないのだが，実は「Results（結果）」のセクションに Log-rank 検定の結果が記載されている（後述）ので，まぎれもなく CLo（C）K パターンの論文といってよいだろう．

　さて，段落Ⓑでは続いて，Cox の比例ハザードモデルでエストロゲン使用歴以外のどのような要因を計算に入れて，これらの要因による影響を除いた相対リスクを算出したのかを述べている．

　この段落の最後の部分に書かれている Martingale（マルチンゲール）法

は，比例ハザードモデルへの当てはまりの良さを検証する手法である．本書では詳しくは解説しない．

結果であるが，Table 1 には年齢の中央値で層別化した相対リスク (0.40) が，また，本文中にはさらに，民族的素性，教育年数，医療センターで調整を行った後の相対リスク (0.5) が記載されている．

Table 1. Relative risk of incident Alzheimer's disease associated with use of oestrogen during postmenopausal period

	At risk	Alzheimer's disease *	Healthy	Relative risk (95 % CI)
No oestrogen use	968	158 (16.3 %)	810	1.0
Oestrogen use	156	9 (5.8 %)	147	0.40 (0.22-0.85)
Total	1124	167 (14.9 %)	957	

* Total number of incident cases over whole study period (cumulative incidence).

The age at onset for Alzheimer's disease, stratified by the median age at entry into the study, was significantly later among women who used oestrogen than among women who never used oestrogen (**log-rank test p < 0.01**). The relative risk of Alzheimer's disease associated with a history of oestrogen use was 0.40 (95 % CI 0.22-0.85; p = 0.01, table 1). Adjustment for ethnic group, years of education, and participation group (senior centre or housing vs Medicare sample) did not significantly change the relative risk (0.5 [0.25-0.9], p = 0.02).

研究への参加時点における年齢の中央値で区分した Alzheimer 病発症時年齢は，エストロゲンを使用した女性のほうが，エストロゲンを一度も使用しなかった女性に比較して有意に高かった（Log-rank 検定 $p < 0.01$）．エストロゲン使用歴に伴う Alzheimer 病の相対リスクは 0.40（95 % 信頼区間 0.22 ～ 0.85; $p = 0.01$，表 1）であった．民族学的素性，教育期間，および参加形態（高齢者センターまたは高齢者住宅 vs メディケアサンプル）は，相対リスクを有意に変化させなかった（0.5, 95 % 信頼区間 0.25 ～ 0.9; $p = 0.02$）．

Alzheimer 病発症年齢をエストロゲンの使用期間別にプロットした生存

曲線も結果として示されている．また，Log-rank検定でも両群間に有意に差が認められていたとしている．

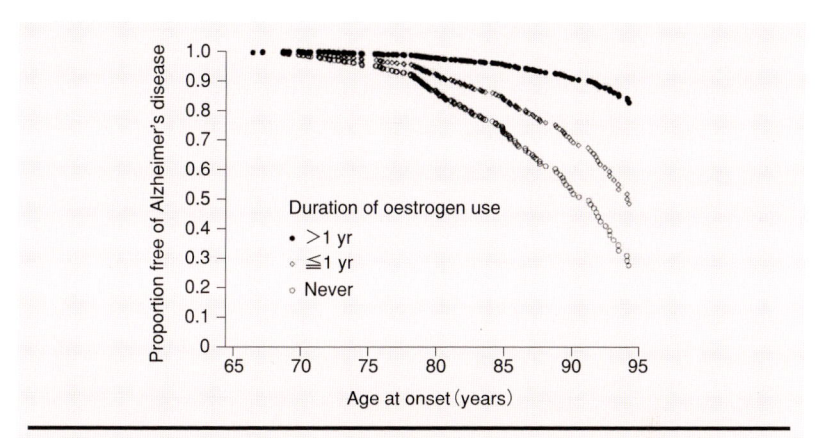

Figure: Survival analysis plot of distribution by age of proportion of individuals remaining unaffected according to duration of oestrogen use

Duration of use＞1 year, average＝13.6 years; ≦1 year, average＝4 months. Women classified as unknown duration of use (table 2) included in reference group.

	エストロゲン		計
	非投与群	投与群	
Alzheimer病あり	158	9	167
Alzheimer病なし	810	147	957
	968	156	1,124

4分表に基づいてRR，RRRを計算すると，それぞれ35.3％，64.7％であり，上記の値とは若干異なることがわかる．

■ 段階的なトレンドをとらえる
　M CocA-CoLA 論文

　次に，**イベント発生の有無**について，時間的経過を考慮せずに群間で比較した4件の研究論文についてみてみよう．大変興味深いことに，これらの研究はすべて，試験開始時点のビタミンEの摂取量やCRPの値といった**連続量**が，その後の予後に与える影響について検討しているにもかかわらず，これらの連続量を**複数の群にカテゴリー分けしたうえで各群間でその影響の大きさを比較**している．すなわち，

STEP 1　興味のある連続量の独立変数を，複数の順序のある群にカテゴリー分け

⬇

STEP 2　各群のイベント発生率の推定

⬇

STEP 3　イベント発生率の用量-反応関係の検定

⬇

STEP 4　参照群に対する，各群の相対リスクの推定

が解析の流れである．

　カテゴリー分けの方法には，臨床的に意味のある数値（正常上限値や正常下限値など）を境に分ける方法と，測定値が高い順に参加者を順位づけし，各群の属する参加者数が等しくなるように等分する方法がある．ちなみに，

　　3等分割群の一つひとつ＝ tercile
　　4等分割群の一つひとつ＝ quartile
　　5等分割群の一つひとつ＝ quintile
　　10等分割群の一つひとつ＝ decile

とよぶ．

カテゴリー分けした各群は，もともとはビタミンEの摂取量のような連続量を便宜的にいくつかのカテゴリーに分けたので，最も「低い」群から最も「高い」群まで，順序がある．このような変量を，「**順序変数**」とよぶ．もしも，この最も「低い」群から最も「高い」群まで，イベントの発生率にだんだんと高くなったり，あるいは逆にだんだんと低くなるような現象（**用量-反応関係**）が観察されれば，臨床的に意義があることになる．このように**傾向（トレンド）**があるかどうか，イベント発生率の用量-反応関係をみる3つ目のステップは，**傾向（トレンド）検定**（test for trends）とよばれる過程である．4件の論文のうち，1件はこの検定は行われていなかった．他の1件ではχ^2検定を行っていたが，χ^2検定は傾向検定とはいえないので，この論文でも傾向検定は行われていなかったことになる．他の2件の論文では傾向検定が行われていたが，うち1件は**拡張Mantel検定**を行ったと明記されていたが，もう1件では傾向検定を行ったとは記載されているものの，具体的な統計手法は明記されていなかった．しかし，一般に「傾向検定」といえば，**拡張Mantel検定**か**Cochran-Armitage検定**のいずれかをさすので，本書ではこれらについて解説する．
　相対リスクの推定は，**多重ロジスティック回帰分析**のオッズ比を用いたものが1件，**Coxの比例ハザードモデル**による相対ハザードを用いたものが2件であり，相対リスクの推定を行っていないものが1件であった．相対リスクの推定を行っていない1件は，イベント発生率の差の検定でχ^2検定を用いていた論文であり，厳しい見方をすれば，検定すること（p値を出すこと）にとらわれてしまって，臨床的に意味のある差であるのかどうかの判断に役立つ数値を出すことを軽視しているということができるかもしれない．

拡張Mantel検定	（96ページに解説）
Cochran-Armitage検定	（109ページに解説）
Coxの比例ハザードモデル	（68ページに解説）
多重ロジスティック回帰分析	（116ページに解説）

　以上の解析パターンは，

> 拡張 Mantel 検定または Cochran-Armitage 検定 ➡ Cox の比例ハザードモデルまたは Multiple Logistic Regression Analysis

の頭文字をとって「**段階的なトレンドをとらえる M CocA-CoLA 論文**」とでもよぶことにしよう．

◆ M CocA-CoLA 論文の実例

　ここでは，イベント発生の有無への曝露因子の関与を検討するコホート論文 4 本のなかで，おそらく最もスタンダードと思われる多重ロジスティック回帰分析を用いていた下記の論文を紹介する．

> Rimm EB, Stampfer MJ, Ascherio A, Giovannucci E, Colditz GA, Willett WC.
> Vitamin E consumption and the risk of coronary heart disease in men.
> N Engl J Med 328 (20): 1450-1456, 1993.

　これは，ビタミン E の摂取が，その後の観察期間中の冠動脈疾患イベントの発生に影響を与えるのか否かを検討した論文で，Health Professionals Follow-up Study のサブ解析論文である．ここでは，ビタミン E の摂取量に応じて参加者を 5 等分割して，各 5 分割群 (quintile) のリスクを比較している．
　例によって，最初に研究デザインを確認しよう．この論文の「Methods (方法)」のセクションは，

（導入部）	
Dietary Assessment	食事調査
Case Ascertainment	イベント発生症例の認定
Statistical Analysis	統計解析

の 4 パートに分かれている．導入部は，次のような記述から始まっている．

> The Health Professionals Follow-up Study is a prospective investigation of 51,529 male health professionals who were 40 to 75 years of age in 1986.
> （中略）
> We mailed follow-up questionnaires in 1988 and 1990 to update information on exposure and to ascertain events related to newly diagnosed coronary disease.

> The Health Professionals Follow-up Study（医療職追跡研究）は，1986年時点で40歳から75歳の男性医療職51,529人を対象とした前向き調査である．
> （中略）
> われわれは曝露に関する情報の更新と新たに診断された冠動脈疾患に関するイベントの確認のために，1988年と1990年に追跡質問表を郵送した．

　前向きコホート調査，とは書かれていないが，実験研究ならば「Clinical Controlled Trial（臨床比較試験）」と書くであろうし，またわざわざ「前向き調査」と断ることは考えにくい．実際，その後も「治療介入」に関する記述はなく，これは**コホート研究**ということになる．
　次に**一次エンドポイント**だが，これは「Case Ascertainment（イベント発生症例の認定）」の項目にありそうだ．この項目は，次の記述から始まっている．

> Fatal coronary disease, nonfatal myocardial infarction, coronary-artery bypass grafting, and percutaneous transluminal coronary angioplasty occurring between 1986 and January 31, 1990, were considered as end points.

> 1986年から1990年の1月31日の間に起こった致死的冠動脈疾患，非致死的心筋梗塞，冠動脈バイパス術，および経皮的（経内腔）冠動脈形成術をエンドポイントと考えた．

　この段階では，ここに書かれているいくつかのエンドポイントをそれぞれ別個に解析したのか，あるいはまとめて一つのエンドポイント（複合エンドポイント）として解析したのかはわからない．もしも前者なら，どれが一次エンドポイントかの記載はないということになるが，まとめて一つ

のエンドポイントとしたのなら，これは唯一のエンドポイントであるから，二次以降のない一次エンドポイントということになる．これは，統計解析の記述，ないしは結果を読み進めればわかるはずだ．

そこで，いよいよ「Statistical Analysis（統計解析）」へと読み進めてみよう．

Statistical Analysis

Each participant's follow-up time began with the date of return of the 1986 questionnaire and continued until the diagnosis of an end point, death, or January 31, 1990, whichever came first. Relative risks were calculated by dividing the incidence rate of coronary disease among the men in each category of antioxidant intake by the rate for the men in the lowest category. Adjusted relative risks for age (in five-year categories) were derived by the Mantel-Haenszel method. **The Mantel extension test was used to test for linear trends. To adjust for other risk factors, we used multiple logistic regression to generate odds ratios as an estimate of relative risk.** In multivariate logistic models, we tested for significant monotonic trends by assigning each participant the median value for the category and modeling this value as a continuous variable. All P values are two-sided.

統計解析

各参加者の追跡は，1986年の質問票が返送されてきた日を起点とし，いずれかのエンドポイントの診断，死亡，ないしは1990年1月31日の，いずれかを最初に迎えるまで続けられた．相対リスクには，抗酸化物質摂取の各カテゴリーに属する男性のなかでのイベント発生率を，最も摂取量の少ないカテゴリーに属する男性のなかでの発生率で除した値を算出した．年齢（5年ごとのカテゴリー）で調整した相対リスクは，Mantel-Haenszel法で算出した．**直線的傾向の検定**[*7]**には，拡張Mantel検定が用いられた．他のリスク因子についての調整を行ううえでは，多重ロジスティック回帰分析により，相対リスクの推定値としてオッズ比を算出した．**多重ロジスティック回帰分析では，各参加者に属するカテゴリーの中央値を割り当て，この値を連続量としてモデル化す

ることにより，有意な単調傾向の有無を検定*7 した．すべてのp値は，両側検定の結果を示した．

　冒頭に書かれているように，「いずれかのエンドポイントの診断」か「死亡」が起こった段階で追跡を終了していることから，この論文では「Case Ascertainment（イベント発生症例の認定）」に書かれた複数のエンドポイントをまとめて，複合エンドポイントとして扱っていることが理解される．

　さて，前述のようにこの研究では，ビタミンEなどの抗酸化物質の摂取量に応じて参加者を5等分割し，各群の冠動脈疾患イベント発症リスクを検討している．しかし，「Statistical Analysis（統計解析）」の記述では，このあたりははっきりと書かれてはいない．そもそも，5等分割群を意味するquintileという言葉が見当たらない．2つ目の文，「相対リスクには，抗酸化物質摂取の各カテゴリーに属する男性のなかでのイベント発生率を，最も摂取量の少ないカテゴリーに属する男性のなかでの発生率で除した値を算出した」の部分でかろうじて，抗酸化物質の摂取量に応じて参加者をいくつかの群に分けたことが想定されるのみである．

　さて，記述によれば，相対リスクの算出法として，(Cochran-)Mantel-

---

*7： この論文中で，「直線的傾向の検定」という用語と，「単調傾向の検定」という用語は，厳密に使い分けられているのかもしれない．詳しくは第2章3の，「MCocA-CoLA論文で使われる統計」（95ページ）を参照していただきたいが，まず「単調傾向」とは，「とにかく増え続けている」あるいは「とにかく減り続けている」ことであり，時間経過のなかで増え方や減り方に変化があっても構わない．一方，「直線的傾向」とは，読んで字のごとく，「増え続ける」あるいは「減り続ける」速さが一定であることを示している．

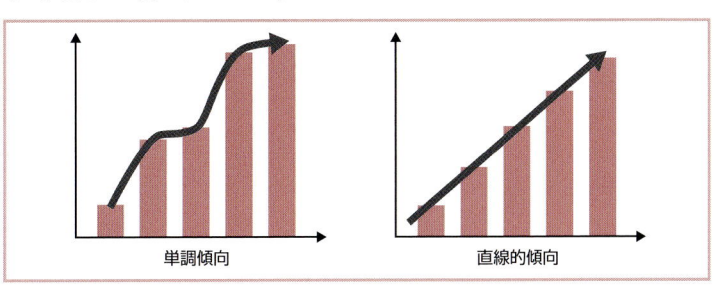

単調傾向　　　　　　　　直線的傾向

Haenszel 法と多重ロジスティック回帰分析の 2 種類を用いたとしている．

（Cochran-）Mantel-Haenszel 法は，3 種類の順序のあるカテゴリー変数を扱うことができる．この場合は，抗酸化物質の摂取量，イベント発生の有無に加えて，5 年ごとに一つのカテゴリーとした年齢で調整した相対リスクの算出に利用している．

一方，多重ロジスティック回帰分析は，さらに多くの変数により調整した相対リスクの算出のために用いている．詳しくは第 2 章に解説するが，多重ロジスティック回帰分析を行うための前提条件として，抗酸化物質の摂取量に応じた各群の平均摂取量（おそらく対数変換）と，イベント発生率との間に直線的な関係があることを拡張 Mantel 検定で検証していることになる．より多くの変数で調整した値が，真実の相対リスクに近い可能性が高いわけだから，この論文のメインの解析パターンは，この「拡張 Mantel 検定→多重ロジスティック回帰分析」のパターンであるといえ，この論文は M CocA-CoLA と考えられるのである．

さて結果に移ろう．ビタミン E 摂取量の各カテゴリーごとの多変量調整済みオッズ比は，以下の Table 1 に示されている．(Cochran-) Mantel-Haenszel 法で算出された相対リスクは，□□□で囲んだ部分（Age-adjusted）である．一方，もろもろの多変量（Table 1 の欄外に詳述されている）で調整した多重ロジスティック回帰分析によるオッズ比が，その下に 2 段にわたり報告されている．

この表には，各カテゴリーのビタミン E 摂取量は中央値のみが示されているが，特に最も摂取量の多いカテゴリー 5 の摂取量が，桁違いに多いことに気づくだろう．実は，4 番目と 5 番目のカテゴリーは，全員がマルチビタミン剤ないしビタミン E 単独のサプリメントを服用している．このようにサプリメントを内服している参加者は，その他のサプリメントや，あるいはアスピリンなども内服している可能性がある (regular aspirin use)．この研究では，そういった因子が結果に影響を与える可能性を考え，□□□で囲んだ年齢のみによる調整だけでなく，その他の多因子を考慮した多重ロジスティック回帰分析でも，調整を行っているのである．

Table 1. Relative Risk of Coronary Heart Disease, According to Quintile Group for Vitamin E Intake among 39,910 Male Health Professionals.

Variable *	Quintile Group					P Value for Trend
	1	2	3	4	5	
Vitamin E — median intake (IU/day)	6.4	8.5	11.2	25.2	419	
Coronary disease — no. of cases	155	140	130	127	115	
Relative risk						
Age-adjusted	1.0	0.88	0.77	0.74	0.59	0.001
95 % CI	—	0.70-1.10	0.61-0.98	0.59-0.93	0.47-0.75	
Multivariate	1.0	0.90	0.82	0.77	0.64	0.003
95 % CI	—	0.71-1.14	0.64-1.07	0.60-0.98	0.49-0.83	
Multivariate with antioxidants	1.0	0.89	0.81	0.71	0.60	0.01
95 % CI	—	0.70-1.14	0.62-1.05	0.54-0.92	0.44-0.81	

* Multivariate denotes multivariate logistic-regression analysis with control for age (in five-year categories), smoking status (never smoked, formerly smoked, or currently smoking less than 15, 15 to 24, or 25 or more cigarettes per day), body-mass index (the weight in kilograms divided by the square of the height in meters) (in quintile groups), total calories (in quintile groups), dietary fiber (in quintile groups), alcohol consumption (0, 0.1 to 15, 15.1 to 30, or 30.1 or more g per day), reported hypertension, regular aspirin use, physical activity (more than 90 minutes per week), parental history of myocardial infarction before the age of 60, and profession. Multivariate with antioxidants indicates that quintile groups for vitamin E, carotene, and vitamin C were added to the multivariate model. The lowest quintile group served as the reference category in each analysis. CI denotes confidence interval.

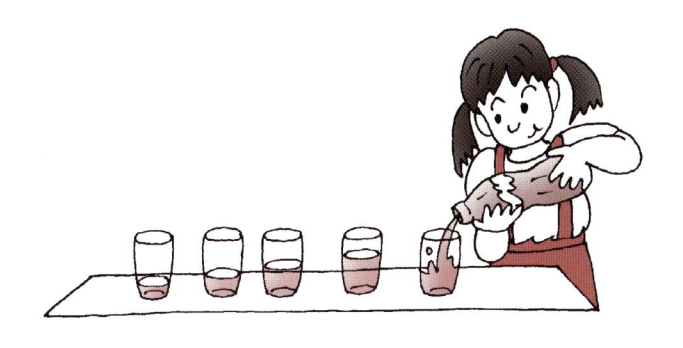

■ 危険因子・予測因子を探索する論文

最後に探索的研究の3件についてふれておこう．用いられている解析は，

Coxの比例ハザードモデル	（68ページに解説）
多重ロジスティック回帰分析	（116ページに解説）
重回帰分析	
失敗率モデル	

などであったが，これらの論文中では複数の統計手法が一定のパターンを示さずに用いられており，どれが「主要な解析」なのか，判断は困難であった．むしろ，どの要因が危険因子なのか，その要因をカテゴリー変数としたり連続変数としたり，またいくつかの視点から別々の統計手法を用いて一つのテーマが解析されたりしているものが多かった．これは，研究の目的が危険因子の探索であるから，複数の方法で確からしさを確認しようとする姿勢のあらわれであろう．上記の上3つの統計手法はいずれも，複数の因子を同時に解析して，イベントの発生の有無に影響する因子を見極める手法として用いられることになる．なお，重回帰分析は臨床疫学研究でもときどき用いられるが，従属変数が連続量をとる場合の解析法なので，臨床的に，より重要なアウトカムの発生を観察する場合に用いられることはないと考えてよい．また，失敗率モデルは，臨床医学の論文で用いられることはほとんどないため，これらについては本書では解説しない．

このような探索的研究により浮かび上がってきた危険因子については，後にその検証のためにデザインされたコホート研究やランダム化比較試験などを通して証明されていくことになる．したがって，この探索的研究は，検証的研究の必要性をアピールする役割を果たしているということもできるだろう．

◆危険因子・予測因子を探索する論文の実例

危険因子の探索を行うコホート研究で，重回帰分析と多重ロジスティック回帰分析を主に用いていたのが，凝固系因子の血中濃度と虚血性心疾患発症の関係について検討した次の論文である．この研究では，心臓カテー

テル検査を受けた患者を2年間追跡して，観察開始時の凝固系因子の値と冠動脈イベント発生の関係を検討している．

> Thompson SG, Kienast J, Pyke SDM, Haverkate F, Vandeloo JCW.
> Hemostatic factors and the risk of myocardial infarction or sudden death in patients with angina pectoris.
> N Engl J Med 332 (10): 635-641, 1995.

まず，研究デザインを確認しよう．この論文の「Methods（方法）」のセクションには，次の項目が見出しとして挙げられている．

Patients	患者
Blood Sampling and Measurements of Hemostatic Factors	血液採取と凝固系因子の測定
Coronary Angiography	冠動脈造影
Follow-up and Ascertainment of End Points	追跡とエンドポイント認定
Statistical Analysis	統計解析

つまり，該当となる患者を定義して登録し，採血をして凝固系因子を測定し，冠動脈造影を行った後に追跡して，エンドポイントの発生を確認するという計画であることがわかる．特に治療（介入）は行っていないので実験的研究ではなく，最初に定めた集団（コホート）を追跡していることから，これは**コホート研究**ということでよさそうだ．ただし，地域ないし住民対象のコホート研究ではなく，病院を受診した患者を対象とした病院コホート研究である．

次に**一次エンドポイント**だが，当然「Follow-up and Ascertainment of End Points（追跡とエンドポイント認定）」の項に記載されているはずだ．案の定，次のように書かれている．

> The primary end points of the study were fatal or nonfatal myocardial infarction, defined according to standard diagnostic criteria, and sudden death from coronary causes, defined as death within one hour of the onset of cardiac symptoms.

本研究の一次エンドポイントは致死的ないし非致死的心筋梗塞（標準的診断基準に従って定義），および冠動脈疾患による突然死（心症状の始まりから 1 時間以内の死亡と定義）とした．

それでは，統計解析手法の検討に移ろう．

Statistical Analysis

ⓐ To investigate the association between the concentrations of hemostatic factors and the incidence of definite coronary events, we used multiple regression analysis, with the hemostatic factor as the dependent variable. Mean differences between the patients who had events and those who were event-free were calculated after adjustment for the medical center; the patient's age, sex, and ABO blood type; and any of the following base-line characteristics if they were demonstrated to be significantly related（$P < 0.01$）to the incidence of events: drugs used at the time of blood sampling; previous myocardial infarction; history of diabetes or hypertension; smoking; history of chest pain, including the type of angina; extent of coronary artery disease as assessed angiographically; left ventricular ejection fraction and end-diastolic pressure; body-mass index（the weight in kilograms divided by the square of the height in meters）; blood pressure; and total cholesterol and triglyceride concentrations. Hemostatic variables were analyzed on a logarithmic scale when this transformation produced a more symmetrical（gaussian）distribution.

ⓑ **A separate analysis was carried out of the association between other（nonhemostatic）factors and the risk of coronary events; for this analysis we used multiple logistic-regression techniques** and the same variables listed above.

ⓒ The P values given here for differences in laboratory-test results reflect adjusted data and are two-tailed. **The standardized relative risk was calculated as the relative risk of a coronary event for each increase of 1 SD in a given variable.**

統計解析

Ⓐ 凝固系因子の濃度と，明らかな冠動脈イベントの発生の間の関係を調べるため，われわれは凝固系因子を従属変数とした重回帰分析を用いた．イベントありの患者とイベントなしの患者の差の平均値は，医療センター，患者の年齢，性別，および ABO 血液型，そして，次の開始時比較項目のうち，有意に（$p < 0.01$）イベントの発生に相関することが示されたものに関して調整を行ったうえで算出した．すなわち，血液採取時の使用薬剤，過去の心筋梗塞，糖尿病または高血圧の既往，喫煙，胸痛の既往（狭心症を含む），血管造影で評価した冠動脈疾患の程度，左室の駆出率と拡張末期圧，BMI，血圧，および総コレステロールと中性脂肪濃度である．凝固系因子は，より対称性の良い分布（Gauss 分布）が得られる際には log スケールに変換して解析した．

Ⓑ 他の（非凝固系）因子と冠動脈疾患のリスクの間の関係については，別個の解析が行われた．この解析には多重ロジスティック回帰分析の手法と上記と同様の変数を用いた．

Ⓒ この論文で示された検査データの差についての p 値は，調整済みのデータを反映した両側検定の結果である．**各変数の 1 SD ずつの増加を反映した相対リスクとして，標準化相対リスクを算出した．**

　この論文の統計解析に関する記述はずいぶんとあっさりしている．簡潔明瞭に書かれているのならよいのだが，実際に何が行われたのか非常に想像しにくい．実は，本来なら「Statistical Analysis（統計解析）」に書くべき内容が，結果の表の説明文中にずいぶんと記載されている．しかし，その解説もわかりやすいとはいえない．

　まず，Ⓐの段落の最初の記載だが，凝固系因子は連続変数，冠動脈イベント発生の有無は，二者択一のカテゴリー変数だ．両者の関係を調べるうえで，他の多くの変数（連続変数もカテゴリー変数も含まれる）も含めた重回帰分析を行ったとしている．重回帰分析は，本来3つ以上の連続変数の間の相関関係を検討する手法だが，たとえばイベントなしを 0，イベントありを 1 とすれば，二者択一のカテゴリー変数を扱うことはできる．「凝固系因子の濃度と，明らかな冠動脈イベントの発生の間の関係を調べるため」と書かれているものの，「凝固系因子を従属変数とし」て重回帰

分析を行った主な目的は，複数の因子で調整した，イベントあり群とイベントなし群の凝固系因子濃度の平均値を示すことにあるらしい．一応 p 値が算出されるので，これがイベントあり群とイベントなし群の間で凝固系因子濃度に差があるかどうかを検定していることにもなるのだが，感覚的には凝固系因子濃度が「独立変数」，イベントの有無がそれによって変化する「従属変数」でないとどうもしっくりしない．

　それでは，メインの解析はどのように行われたのか．メインの解析とは，連続変数である凝固系因子の測定値が，二者択一のカテゴリー変数であるイベント発生の有無を予測できるのか（検定なし相対リスクの 95 ％ 信頼区間の推定），そのインパクトの大きさはどの程度なのか（相対リスクの推定）を検討する部分でなければならない．

　この目的にぴったりの解析手法が多重ロジスティック回帰分析なのだが，とりあえず❸の段落には，この手法を用いたことが書かれている．ただし，「他の（非凝固系）因子と冠動脈疾患のリスクとの間の関係について」多重ロジスティック回帰分析を行っているのだから，肝腎の凝固系因子については行っていないのだろうか？

　また❸の段落には，1 SD（標準偏差 1 つ分）の測定値の増加ごとの相対リスク（標準化相対リスク）を算出したと書かれているが，これが多重ロジスティック回帰分析によるオッズ比を用いたと解釈してよいのかどうかは，❸と❸では段落が変わってしまっているので厳密にはわからない．が，凝固系因子について多重ロジスティック回帰分析を適用していないのであれば，当然凝固系因子がイベント発生に与えるインパクトとしての相対リスクの推定も，多重ロジスティック回帰分析を用いていないと考えざるをえない．とすると，いったいどうやって多変量で調整した相対リスクを算出したのか，どこにも記載はされていないことになってしまう．

　このように，あまりすっきりした気分ではないのだが，とりあえず結果をみてみよう．Table 3 には，医療センター，年齢，性別で調整を行った，各群の凝固系因子濃度の平均値が示されている．そして，重回帰分析で得られた p 値も併せて示されている．

　Table 4 の左側には，方法の部分で特に説明が行われていない，各凝固系因子濃度の 5 分割群の相対リスクが示されている．各凝固系因子の濃度

Table 3. Laboratory-Test Results According to Outcome. *

VARIABLE	GROUP WITH EVENTS (N = 106)	EVENT-FREE GROUP (N = 2700)	P VALUE
Fibrinogen (g/liter)	3.28 ± 0.74	3.00 ± 0.71	0.01
Von Willebrand factor antigen (%)	137.5 ± 48.8	124.6 ± 49.1	0.05
t-PA antigen before venous occlusion (ng/ml)	11.9 ± 4.7	10.0 ± 4.2	0.02
C-reactive protein (mg/liter)	2.15 ± 1.96	1.61 ± 1.38	0.05

* Values are means ± SD, with adjustment for medical center, age, and sex. P values have also been adjusted for all the other risk factors for coronary disease on which we obtained data (see the Methods section). For statistical analyses of logarithmically transformed values, geometric means and approximate standard deviations are shown. Percentages have been calculated on the basis of the numbers with known values. The number of patients with definite coronary events included in the statistical analyses ranged from 89 to 106 for the various laboratory tests.

Table 4. Relative Risk of Coronary Events According to the Concentrations of Hemostatic Factors. *

VARIABLE	QUINTILE					STANDARDIZED RELATIVE RISK (95 % CI) [†]
	1	2	3	4	5	
Fibrinogen	1.0	1.89	2.33	2.56	2.89	1.31 (1.07-1.61)
Von Willebrand factor antigen	1.0	1.23	1.39	1.46	1.85	1.24 (1.00-1.53)
t-PA antigen	1.0	1.64	1.64	1.73	2.10	1.29 (1.04-1.60)
C-reactive protein	1.0	1.07	1.14	1.57	1.57	1.24 (1.00-1.55)

* The relative risks are shown for each of five equal groups (quintiles) of subjects defined according to the concentrations of each factor, from 1 (the group with the lowest concentrations) to 5 (the group with the highest). Relative risks have been adjusted for all confounding factors (see the Methods section). The group of patients with the lowest values for each factor serves as the reference group.

† Defined as the relative risk for each increase of 1 SD in the variable in question. CI denotes confidence interval.

が最も低い群を1として表記されている．このような場合は，M CocA-CoLA論文の解析パターンが使えるはずだが，実際これが使われたとは書かれていない．さらに，5分割した各群の各凝固因子の範囲や平均値（ないし中央値）といった情報がなんら記載されておらず，臨床に役立てることを想定した論文とは思えない．なお，右端に示されている標準化相対リスクは，1 SDごとの相対リスクが示されている．

このように，臨床医の立場からは欲求不満の残る論文であったが，そもそもこの研究が危険因子・予測因子の探索を目的としているのであれば，とりあえずこれらの凝固系因子の関与を示唆したという点で，十分に目的は達成しているのかもしれない．

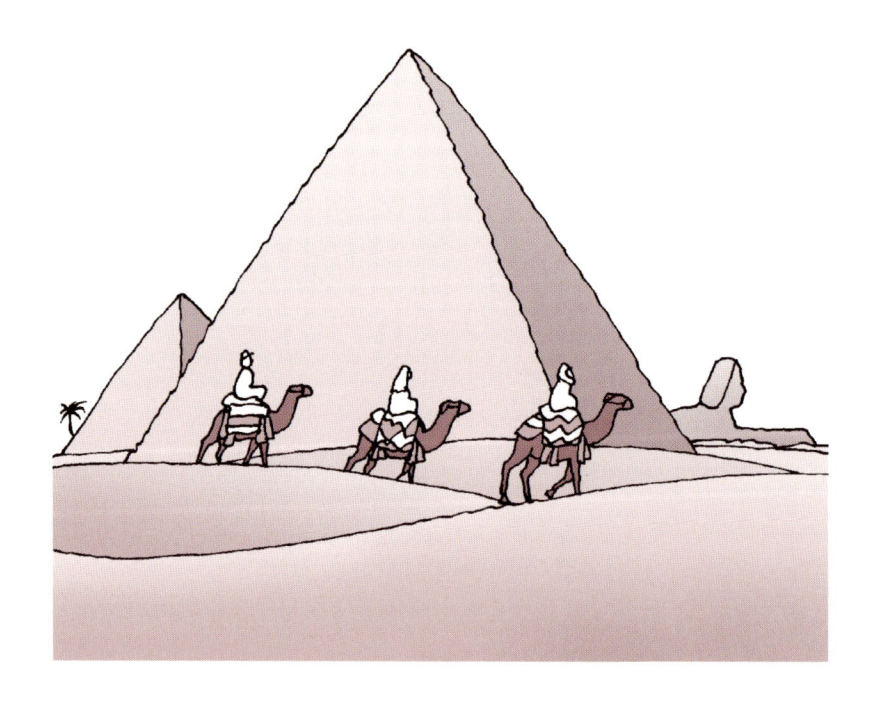

4 ランドマーク論文研究デザイン 第7位：症例対照研究を読む

　症例対照研究は，トップ100論文中では5件を占めていた．症例対照研究は後向き研究ではあるが，発生率が比較的低いイベントと曝露要因との関係を調べたり，前向き研究の必要性を検討するために行われたりするという意味で，臨床的にも重要である．治療・予防や病因・害に関するエビデンスのヒエラルキーでも，ランダム化比較試験，コホート研究に次いでランクされ，症例集積研究よりも高く位置づけられている．

■ 似たものどうしで解析する Pair Match 論文

　症例対照研究は原則として後向き研究なので，時間経過を追って観察する CLo(C)K パターンの解析は行えない．症例対照研究では，なんらかの曝露や介入の結果として測定したいのは病気や合併症などの「あり」と「なし」の2つに1つである場合が多く，トップ100論文中でも5件の症例対照研究中4件でこのようなアウトカムが用いられていた．そのような従属変数を扱える解析手法としては，クロス表解析および多重ロジスティック回帰分析ということになる（従属変数が連続量の場合は，平均値ないし中央値の差の検定や重回帰分析が行われる）．多重ロジスティック回帰分析は，もちろん多変量での調整が可能であるが，クロス表解析の手法（Table FCχ パターン）のなかでは，Cochran-Mantel-Haenszel 検定が層別に解析できるにすぎず，多くの変数での調整は多重ロジスティック回帰分析に頼らざるをえない．実際，5件のうち3件で多重ロジスティック回帰分析が用いられていた．

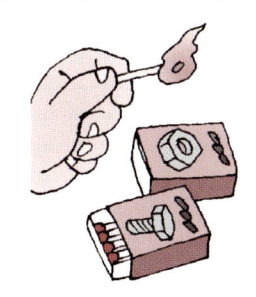

　さらに症例対照研究では，対照者は一人ひとりの症例と，年齢や性別などが近い健常者との条件で選択することが多いから，その場合には matched-pair として条件つきロジスティックモデルを用いることになる．

事実3件の多重ロジスティック回帰分析のうち2件は，条件つきロジスティックモデルで解析が行われていた．

> **Matched-Pair Multiple Logistic Regression**
> （条件つきロジスティック回帰分析）　　　（121 ページに解説）

◆ Pair Match 論文の実例

　それでは，*Helicobacter pylori*（ピロリ菌）感染と胃のリンパ腫発症の関係について，条件つきロジスティック回帰分析で検討した次の論文をみてみよう．

> Parsonnet J, Hansen S, Rodriguez L, Gelb AB, Warnke RA, Jellum E, Orentreich N, Vogelman JH, Friedman GD.
> Helicobacter-pylori infection and gastric lymphoma.
> N Engl J Med 330 (18): 1267-1271, 1994.

　まず，例によって研究デザインの確認だ．「Abstract（要約）」の"Methods（方法）"に簡潔に書かれているように，これは nested case-control study（コホート内症例対照研究）である．

> **Abstract**
>
> **Methods**　This nested case-control study involved two large cohorts (230,593 participants). Serum had been collected from cohort members and stored, and all subjects were followed for cancer. Thirty-three patients with gastric non-Hodgkin's lymphoma were identified, and each was matched to four controls according to cohort, age, sex, and date of serum collection. For comparison, 31 patients with nongastric non-Hodgkin's lymphoma from one of the cohorts were evaluated, each of whom had been previously matched to 2 controls.

要約

方法　このコホート内症例対照研究は，2つの大規模コホート（参加者数230,593人）を母体としている．血清がコホートの構成員から集められて保存され，全参加者が癌について追跡された．胃の非Hodgkinリンパ腫が33人に同定され，それぞれについてコホート，年齢，性別，および血清の収集日でマッチした4人の対照が選ばれた．比較のため，あらかじめ2人ずつの対照とマッチさせた31人の胃以外の非Hodgkinリンパ腫の患者について評価を行った．

　コホート内症例対照研究は，もともと別の目的でコホートとして追跡されている人々のなかであるイベントが発生し，コホートの観察開始段階では調査されなかったなんらかの曝露要因がこのイベントに関与するかどうかを調べるために，この曝露要因についてさかのぼって調査する場合に用いられる．症例と対照がもともと同一のコホートに属するため，両者の背景は良く類似しているので好都合だ．

　さらにこの研究の場合は，同定された胃の非Hodgkinリンパ腫患者（症例）一人ひとりに対して，4人のマッチした対照を選び出したと書かれている．すなわち，この症例対照研究が，マッチしたペア（といってもこの場合は1：4のペアだが）を用いたものであることがわかる．

　ちなみに，胃以外の非Hodgkinリンパ腫の患者についても，同様に2人ずつのマッチした対照を選んだとある．この点がやや混乱を招くが，この胃以外のリンパ腫患者は，当然のことながら胃のリンパ腫の患者とマッチさせたわけではなく，胃のリンパ腫の患者に対する"対照"ではない．あくまで，胃のリンパ腫に関して算出されるであろうオッズ比が，胃に限定された現象なのかどうかを判断する材料として，もう一つ別のnested case-control study（この場合は胃以外のリンパ腫が"症例"である）を並列で行っているにすぎない．

　なお，逆に本文の「Methods（方法）」のセクションには，おそらくはすでに「Abstract（要約）」でnested case-control studyと明示したためだろうか，詳しい解説は行っているが，研究デザインを端的に表した記述が見当たらない．

　ところでふと考えてみると，2つの大規模コホートの参加者数が23万人

もいて，長い人で25年も追跡されていながら，ようやく胃の非Hodgkinリンパ腫の発生数が33人である．およそ1万人に1人の発生率だ．このように，イベント発生率がきわめて低く，あるいは曝露からイベント発生までに長い時間を要する疾患は，症例対照研究のデザインが採られることが多い．だから，症例対照研究は，薬剤などのまれな副作用について調べたいときなどに威力を発揮する．

さて，次に一次エンドポイントだが，症例対照研究の場合，これは自明である．そもそも，一次エンドポイントであるイベントの発生を認めた一群と，これを認めなかった一群を比較するものだからである．

Statistical Analysis

Data were entered and analyzed with EpiInfo (Centers for Disease Control and Prevention, Atlanta) and Egret (Statistics and Epidemiology Research Corporation, Seattle) computer programs. **The relative risk of H. pylori infection and subsequent lymphoma was determined by the odds ratio with conditional logistic regression.** Statistical tests of the regression coefficients were based on the chi-square approximation for the likelihood-ratio statistic, with confidence intervals estimated by Wald's test. Combined effects of risk factors on the development of gastric lymphoma were explored with statistical tests for interaction. The median values of continuous variables were compared with the Wilcoxon rank-sum test. Attributable risk was estimated as previously described.

統計解析

データは，EpiInfo（米国CDC，アトランタ）およびEgret（統計・疫学研究社，シアトル）とよばれるコンピュータプログラムに入力し，解析した．*H. pylori* 感染に伴う，その後のリンパ腫の発症の相対リスクは，条件つきロジスティック回帰分析を用いて算出したオッズ比により決定した．回帰係数の検定は尤度比検定量を χ^2 曲線に当てはめて行い，Wald検定により推定した信頼区間とともに算出した．複数の危険因子の胃のリンパ腫発生に対する相互作用に

> ついては，interaction 分析により検討した．連続変量の中央値は，Wilcoxon 順位和検定で比較した．寄与危険度は前報のとおり推定した．

　この論文の統計解析の記述もまた，きわめて簡潔だ．しかし，行われた解析は十分に理解できる．主要な記述は，太字で示した2つ目の文である．その次の文は難しいかもしれないが，実はロジスティック回帰分析で得られる回帰係数の指数がオッズ比であるので，「回帰係数の検定」とは，得られたオッズ比の「確からしさ」を検証していることになる．これは「尤度比検定量」が χ^2 分布に従うことを利用している（本書では解説しない）ので，このような記載となっている．また，

　　Wald 統計量＝(標準偏差/回帰係数)^2

も χ^2 分布に従うので，これを利用して標準偏差を求め，

　　オッズ比の 95 % 信頼限界＝$e^{(回帰係数 \pm 1.96 \times 標準偏差)}$

を算出したようだ．第4文以降は，この論文で行われたその他の統計解析に関する記載であるが，主要な解析ではないので，ここでは詳述しない．

　結果であるが，症例と対照がペアになっていることをふまえて解析され，ペア解析済みオッズ比は6.3である．ピロリ菌感染者は，非感染者に比較して，約6.3倍胃のリンパ腫を発生しやすいことになる．

TYPE OF LYMPHOMA	NO. OF PATIENTS	H. PYLORI INFECTION *		MATCHED ODDS RATIO	95 % CONFIDENCE INTERVAL
		PATIENTS	MATCHED CONTROLS		
		% infected			
Gastric	33	85	55	6.3	2.0-19.9
Nongastric	31	65	59	1.2	0.5-3.0

* Infection status was determined by serum ELISA as described in the Methods section.

　ちなみに胃のリンパ腫の患者数およびマッチした対照者数，およびピロ

リ菌の感染率をもとに4分表を作成すると，下のようになった．ここからペア解析を行わずに単純にオッズ比を計算すると，次のようになり，ペア解析済みの値とは若干異なっていることがわかる．

	胃のリンパ腫		計
	あり	なし	
ピロリ菌感染あり	28（85％）	74（55％）	102
ピロリ菌感染なし	5	60	65
	33	134	167

$$\frac{28 \times 60}{5 \times 74} = 4.5$$

　ここまで，第1章では一流の臨床疫学的論文（ランドマーク論文）で用いられる統計解析のパターンを，研究のデザインごとに実例を挙げながら眺めてみた．読者の皆さんがこれからEBMを志し，臨床疫学的な論文をお読みになる際には，ぜひこのパターンに当てはめて読んでみてほしい．一流の論文ほどこのパターンに近く，レベルの低い論文ほどこのパターンから外れている傾向に気づくことだろう．特に，ランダム化比較試験におけるCLo(C)Kパターンは，まさしくゴールドスタンダードといってよいのではないだろうか．
　これに気づいていただけるだけでも，本書の筆者としては十分に満足なのだが，好奇心と向上心に溢れる読者たちは，それぞれの統計解析手法で実際何が行われているのか，知りたくてウズウズしていることだろう．そこで第2章では，各解析パターンで用いられている個々の統計手法について，何を行っているのかをできる限りやさしく解説する．また，実際に電卓でも計算できるものについては，その方法も説明したい．
　ただし，第2章で解説する統計手法のなかには，いかんせん難解なものも含まれている．特に，M CocA-CoLA論文やPair Match論文で用いられる解析手法は簡単ではない．ここを突破することは臨床医にとって必ずしも必要ではなく，むしろ，このような統計解析の結果を，日々の診療の

なかでどう活用していくかのほうがはるかに重要だ．これは第 3 章で解説してあるから，まず第 3 章を読んでいただいて，その後，さらに興味があれば第 2 章へ進んでいただくのもよいかもしれない．あるいは，まず，CLo(C)K 論文と Table FCχ 論文の解析手法のみ目を通して，その後，M CocA-CoLA 論文や Pair Match 論文は飛ばして第 3 章へ進んでもよい．

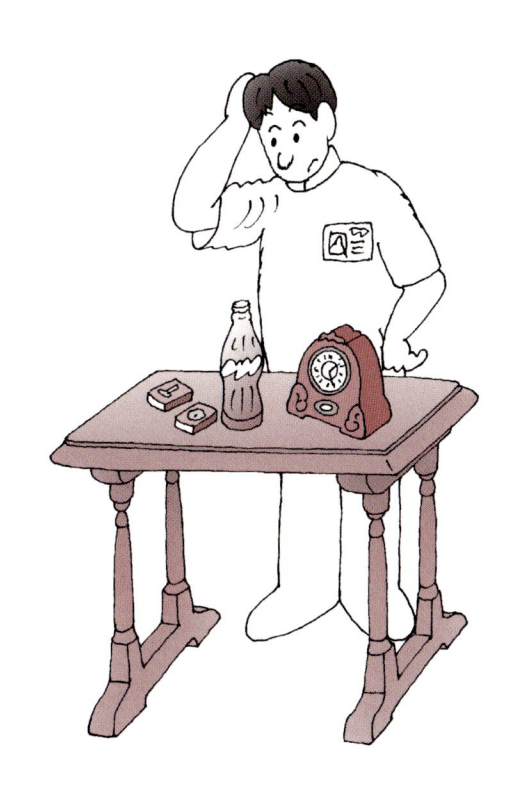

第 2 章
各解析パターンで使われる統計手法

第1章では，過去10年間に臨床医学の世界に大きなインパクトを与えたランドマーク論文で用いられていた統計解析の手法に，4つの基本的なパターンがあることを解説した．それぞれのパターンで用いられることが多い統計手法は，次のようなものである．

① イベント発生の時間的経過を観察する **CLo (C) K パターン**
　　Kaplan-Meier の生存曲線
　　Log-rank 検定
　　Cox の比例ハザードモデルによる相対ハザードの算出
　　(Cochran-Mantel-Haenszel の相対リスクの算出)
② クロス表を機能させる **Table FCχ パターン**
　　χ^2 検定
　　Fisher の直接確率検定
　　Cochran-Mantel-Haenszel 検定
③ トレンドをとらえる **M CocA-CoLA パターン**
　　拡張 Mantel 検定
　　Cochran-Armitage 検定
　　Cox の比例ハザードモデルによる相対ハザードの算出
　　Multiple Logistic Regression Analysis（多重ロジスティック回帰分析）による相対オッズの算出
④ ペアで解析する **Pair Match パターン**
　　条件つき Logistic Regression Analysis

　改めて眺めてみると，大学の「(生物) 統計学」の授業では習わなかった統計手法が大部分であることを再認識されるのではないだろうか？
　本章ではこれらの統計解析手法の解説を試みる．ただし，本書は「統計学」のテキストではない．超一流のランドマーク論文を読んで，用いられている統計手法が適切か否か，研究の結果が重要か否かを判断できるようになることが主な目的であるので，思い切って計算式を省いて解説した手法もある（Cox の比例ハザードモデル）．逆に，計算式まで解説した統計手法は数学的にかなり難解となっているが，大まかに何が行われているのかが理解できればそれで十分なので，気楽に読み進めてもらえるとありがたい．

1 CLo(C)K 論文で使われる統計

■ Kaplan-Meier の生存曲線

生存曲線は，複数の治療法を比較するうえで視覚的に非常に理解しやすいグラフだ．こういったグラフを描いて複数の治療法の効果を比較しようとするときは，比較的長期間の観察を行った結果を比較したい場合が多い．近年は特に，短期よりも長期の効果を観察する臨床試験が高く評価されるため，いわゆるランドマーク研究の解析に生存曲線が高頻度に用いられているのは，いわば自然の成り行きである．

その描き方の基本は，次の図のとおりだ．4人の試験参加者が，順番に全員死亡（またはイベントを発生）した際のグラフである．⬇ が，それぞれの死亡のタイミングである．ここで，当然のことなのだが，1人の参加者が死亡すると，生存率は均等に 1/4 ずつ（25 % ずつ）低下することに注意してほしい．つまり，**1人当たりの生存率の持ち分**は 25 % である．

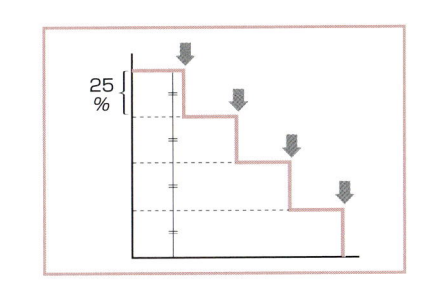

さて，長期間の観察を行うと，当然のことながら，連絡がとれなくなるケースも出てくる．また，一般に対象の登録はいっせいに行えるわけではないため，最後まで観察できた対象でも，試験終了時までの観察時間はまったく同じではない．つまり，イベントを発生しないまま，グラフの途中で観察が打ち切られる例があるということだ．このような参加者を，グラフ上ではどのように表せばよいのだろうか？

たとえば，先ほどの4人のグループで，最初に1人が死亡した後，1人が観察打ち切り（⬇）に

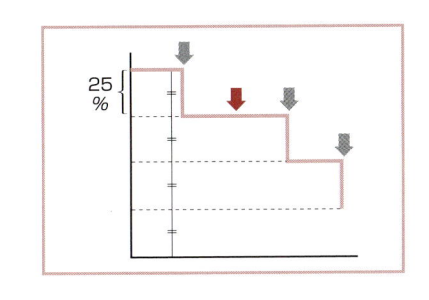

なったとしよう．その後に死亡者が出現した場合，先ほどのグラフのように1人分（25％）ずつ生存曲線を低下させていくと，最後の1人が死亡した段階，つまり生存率0％のはずの段階で，まだグラフのうえでは生存率が25％となってしまう．これはなぜかといえば，観察打ち切りになった患者についてグラフに何も反映させないということが，この患者がイベントを発生しなかったものとして処理していることに等しいからだ．言い換えれば，観察打ち切り例は，**持ち分の25％**を放棄してしまっているが，その持ち分はグラフを描く側が引き受けて，適切に処理しなければならない．

そのための一つの方法として，観察打ち切り例が生ずるたび，およびイベント発生例が起こるたびに，その段階までの計算を御破算として，その段階での生存数と死亡数のみで（すなわち，その段階までに発生した観察打ち切り例は除いて）生存率を再計算するという方法が考えられる．つまり，持ち分の再分配を，すでにイベントを起こしてしまった参加者まで含めて行うという方法だ．先ほどの例でいえば，1人死亡の後の観察打ち切り例の発生で，1人分の持ち分は25％から33.3％へと増えるから，その段階でまず生存率66.7％へと下げる．さらに次の死亡例が生じた段階では，それまでの死亡例2例，その段階での生存例は1人であるから，生存率33.3％まで生存曲線を下げればよい．しかし考えてみると，この曲線では，途中まで観察されていた参加者が生存していたという事実が，観察打ち切りの後ではまったくグラフに反映されなくなってしまう．

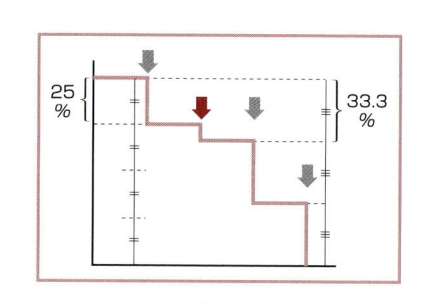

そこで，観察打ち切り例の**持ち分の25％**（**赤線**）を，その段階で生存している残る2人に均等に託すという方法が考えられる．言い換えれば，たとえば1人が死亡，1人が観察打ち切り（⬇）に

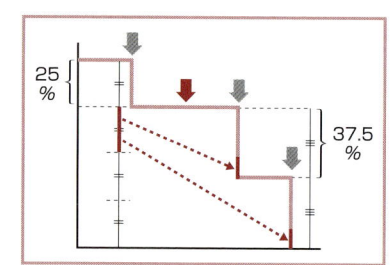

なった段階で，その段階で生存している残る2人で，その段階の生存率である75％を均等に分けるという考え方だ．つまり，この段階で生存者2人の**持ち分は37.5％**ずつとなる．この方法なら，観察打ち切り例が途中まで生存していたことが，観察打ち切りの後にも反映されたグラフとなる．このような生存率の算出法がKaplan-Meierの生存分析であり，Kaplan-Meier法に従って描いた曲線はKaplan-Meierの生存曲線とよばれる[*1]．

なお，ある患者が観察打ち切りになるのと，別のある患者が死亡した時期が一致した場合，どちらの処理を先に行うべきだろうか．これは約束事にすぎないが，観察打ち切り例は少なくともこの段階まで生存していることが明らかなので，このような場合は観察打ち切り例の処理を後にすることになっている．

■ Log-rank 検定

統計では，同じことを**100回行って95回はこの範囲に収まる**という境界を超えた場合を，「有意差あり」と判断することが多い（100回に99回の範囲を境界とすることもある）．イベント発生の時間的経過を比較するCLo(C)K論文に用いられるLog-rank検定は，

> A群とB群のイベント発生曲線（生存曲線）の違いが，**偶然の確率**で説明できるかどうか

を判断する検定ということになる．

もしも，A群とB群のイベント発生率に本来差がないのなら，対象患者の数を無限大に増やしていけばAの曲線もBの曲線も，最終的に1本の同じ曲線に収束するはずだ．これは，「本来の生存曲線」なのだが，現実

[*1]：CLo(C)Kパターンの解析は，経時的（連続的）にイベント発生の観察を行うことが特徴だ．かといって，イベント発生までの時間を時間単位，分単位で記録することは困難であるしあまり意味がないので，観察開始から何日目にイベントが起こったかを記録することになる．Kaplan-Meier生存曲線の横軸（時間軸）の目盛りは数週ないし数か月ごとに振られていることもあるが，横軸の単位（時間記録の単位）は多くの場合「日」なので，誤解しないようにしよう．

には描くことはできない仮想の曲線と考えてほしい．さて，A群もB群も限られた数の対象者しか観察できていないので，それぞれの生存曲線は**偶然の確率**により，この「本来の生存曲線」から上下にずれが生じているはずだ．したがって，同じ数の対象者を用いた観察を100回行った場合，95回はこの範囲に収まるという境界の内側に，AおよびBの両方の曲線が収まっていれば，AおよびBのイベント発生率に有意な差はない，と判断することができるだろう．

ところが，実際には「本来の生存曲線」がどのような曲線なのかは誰にもわからない．そこでLog-rank検定では，A群とB群の生存曲線のちょうど真ん中に位置する，仮想の曲線（ここでは**平均曲線**とよぶことにする）を想定する．なぜかといえば，これがAからもBからも，最も近い曲線となるからだ．この**平均曲線**が**本来の生存曲線**だと仮に想定して，この**平均曲線**から**偶然の確率**で95％の範囲からAおよびBの曲線がはみ出るようであれば，「本来の生存曲線」からも間違いなくはみ出ることになると考えるわけだ．

さて，ここで問題となるのは，3つ目の図のように，95％曲線と実際のA群やB群の曲線が交差するような場合だろう．Log-rank検定は

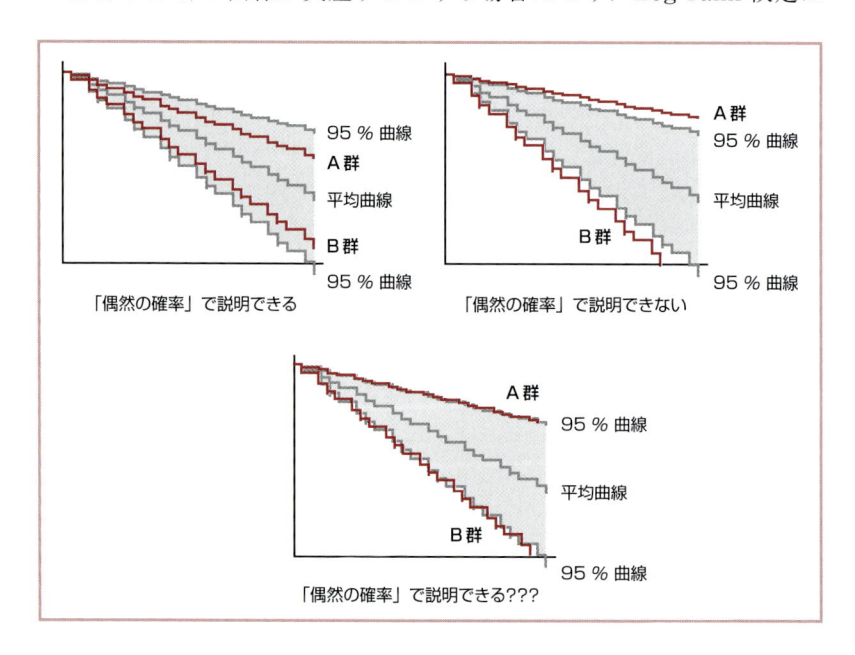

「偶然の確率」で説明できる

「偶然の確率」で説明できない

「偶然の確率」で説明できる？？？

Cochran-Mantel-Haenszel 検定を応用し，実は曲線全体として 95％ の範囲内かどうかを判定している．実際の検定方法は Cochran-Mantel-Haenszel 検定の項（87 ページ）を参照していただきたいが，ここでは，Log-rank 検定は次の図のように，いずれかの群でイベントが一つ起こるたびに 4 分表を作成し，すべての 4 分表を統合（メタ解析）して Cochran-Mantel-Haenszel 検定を行っているとだけ説明しておく．

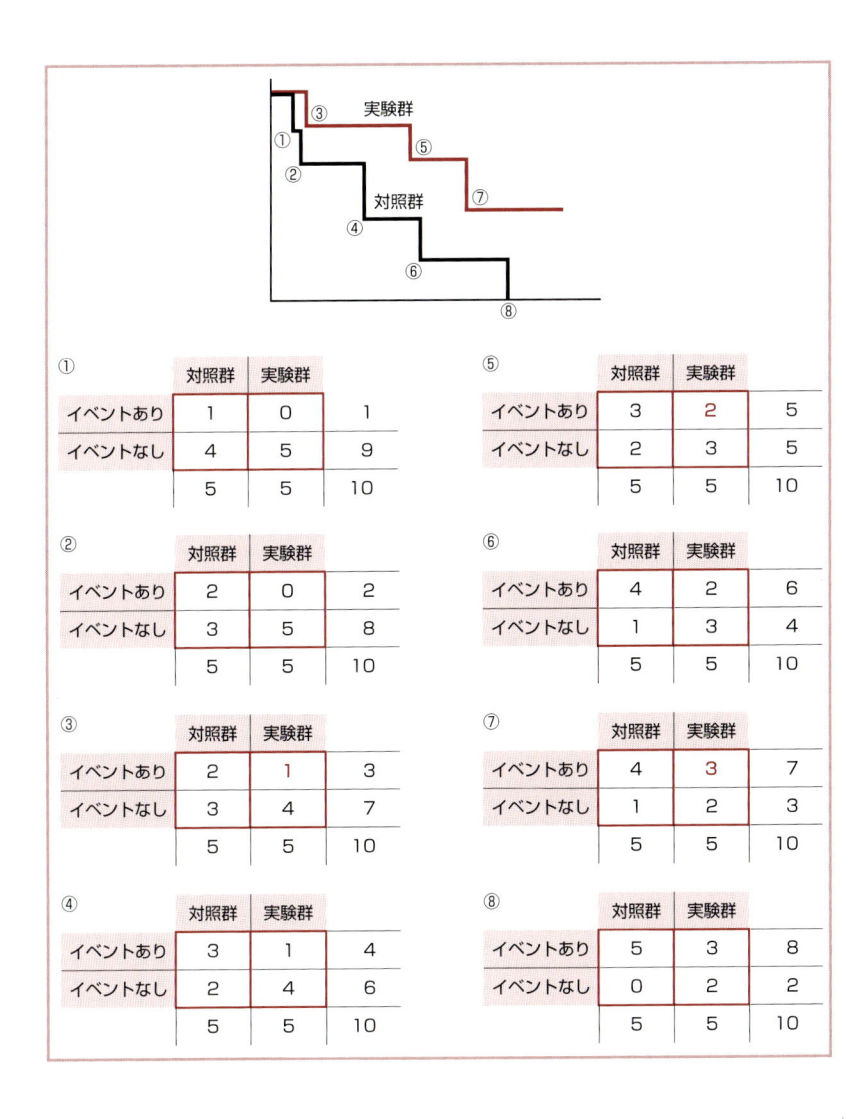

①

	対照群	実験群	
イベントあり	1	0	1
イベントなし	4	5	9
	5	5	10

②

	対照群	実験群	
イベントあり	2	0	2
イベントなし	3	5	8
	5	5	10

③

	対照群	実験群	
イベントあり	2	1	3
イベントなし	3	4	7
	5	5	10

④

	対照群	実験群	
イベントあり	3	1	4
イベントなし	2	4	6
	5	5	10

⑤

	対照群	実験群	
イベントあり	3	2	5
イベントなし	2	3	5
	5	5	10

⑥

	対照群	実験群	
イベントあり	4	2	6
イベントなし	1	3	4
	5	5	10

⑦

	対照群	実験群	
イベントあり	4	3	7
イベントなし	1	2	3
	5	5	10

⑧

	対照群	実験群	
イベントあり	5	3	8
イベントなし	0	2	2
	5	5	10

■ Coxの比例ハザードモデルによる相対ハザードの算出

　Coxの比例ハザードモデルは，ある治療法が対象患者の転帰にどのような影響を与えるのかを調べる**比較臨床試験**や，ある曝露因子が病気の発生にどのような影響を与えるのかを調べる**比較コホート研究**などにおいて，その治療法を行った場合のイベント発生率と，従来の治療法を行った場合のイベント発生率との比の値（**相対リスク**）を算出する手法として，特にレベルの高い研究で最も多く使われている統計解析手法だ．相対リスクの推定値であるCoxの相対ハザードを理解すれば，調整なしの相対リスクと合わせて，臨床上の疑問に答えるトップ100論文のなかで記載されている相対リスクの85％以上を理解することができる．

　さて，このモデルは，2本の「**生存曲線**」の間に差があるかどうかを検討することを目的とする複数の統計手法のなかで，現段階では最も優れたものと考えられている．ここで，患者の転帰は必ずしも「死亡あり」と「死亡なし（生存）」である必要はなく，「心筋梗塞あり」と「心筋梗塞なし」のように，「**あり**」か「**なし**」かの二者択一で表されるものならなんでもよい．一度起こしたら元には戻らないような**イベント**でありさえすれば大丈夫だ．

　ところで，理想的な生存曲線は，Cのような水平な直線であることに異論はないだろう．これが実際には達成されず，しだいにイベントを起こしていない人の割合が減っていき，Aのような曲線を描いてしまう．この現象は，まっすぐに川を渡ろうとしているのに，川の流れに押されてしだいに下流方向へとずれていってしまう状況をイメージすることができる．ここでは「川の流れの勢い」が，まっ

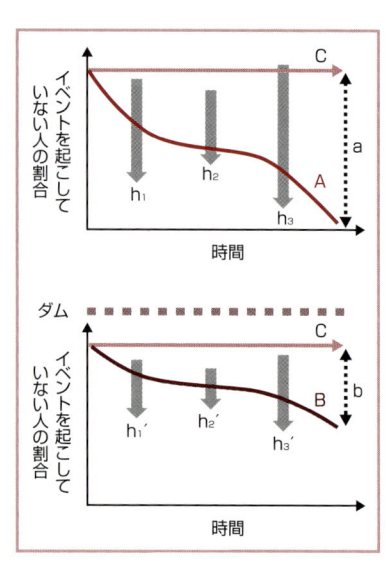

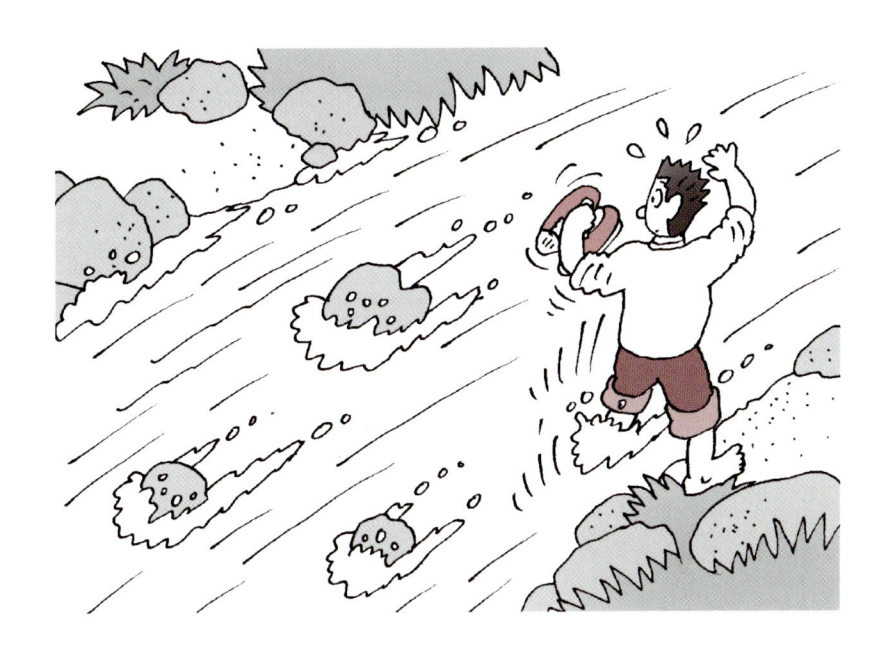

すぐに川を渡るうえでの「**ハザード** (**障害**)」となっている．

　同じ川でも，上流にダムをつくって勢いを弱めて（**ハザードを小さくして**）渡ったらどうなるだろうか．まったく流されないというわけにはいかないが，勢いが弱い分，**B** のようにより理想的な直線に近い軌跡で川を渡ることができるだろう．ここで，川は場所によって深さや流れの速さが異なるから，**ハザード**の大きさも渡っている間，常に一定なわけではない．しかし，川の流れの勢いはダムの有無によって異なっていても，同じ川を渡っているならば，それぞれの場所における川の流れの勢いの比は，どの場所を渡っていてもおおむね一定となる（$h_1'/h_1 = h_2'/h_2 = h_3'/h_3$）から，ダムをつくったことの効果は，この比（**相対ハザード**）によって表すことが可能だ．Cox の**比例ハザードモデル**とは，このようにある治療を行ったことや，ある因子に曝露されたことの「効果の大きさ（effect size）」を，**相対ハザード**をもって表す統計手法と考えればよい．

　もちろん，本当に川を渡るときには，ダムがある場合とない場合とで，どれだけ流されたかを測ってその比（b/a）をとれば簡単にハザード比が算出できる．これは実は，**相対リスク（RR）**とよばれる指標を算出する

方法であり，つまりこの場合，**相対ハザード**と**相対リスク**は一致していることになる．ところが，ヒトを対象とした疫学研究の場合，対象者の数が多くなればなるほど，また，観察期間が長くなればなるほど，流された距離（**イベントを起こした人の数**）を測ることは難しくなる．なぜなら，観察の途中で連絡がとれなくなってしまったり，研究が終わりに近づいたころにようやく研究に参加したりして，最後まで転帰が観察できない人が数多く含まれることが普通だからだ．

最後まで観察できた人だけで相対リスクを算出することも可能ではあるのだが，偶然，あるいはなんらかの理由があって，どちらかの群に含まれる対象者ではイベントを起こすはずだった人ばかりが観察中止例となってしまうなどの偏り（**バイアス**）がかかることも考えられるので，この方法は正確とはいえない．これが，長期に観察することが多くなった現代のランダム化比較試験やコホート研究で，Coxの比例ハザードモデルが多用されている理由だろう．

　○○検定という表現はわかりやすいが，なぜCoxは比例ハザード「モデル」という理解しにくい表現がなされているのだろうか？　厳密にいえば，「Coxの比例ハザードモデル」そのものは，統計手法の名称ではない．Coxの比例ハザードモデルでは，すでに解説したように，2つの生存曲線の各時点での傾き（各時点でのハザード）の比が一定であると**みなして**，そのハザードの比（＝相対ハザード）や相対ハザードの信頼区間を算出している．「みなす」ということは，ある「定型的なモデル」にあてはめるということである．「Coxの比例ハザードモデル」とはこの一つのモデルの名称をさしている．

2 Table FCχ論文で使われる統計

■ χ^2 検定

どこまでが「偶然」か？：赤玉の個数

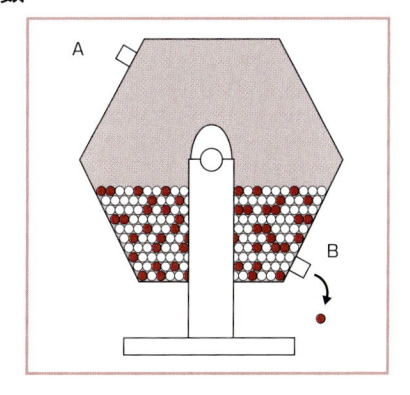

χ^2 検定は，A 群と B 群のイベント発生率の違いが，**偶然の確率**では説明できないほど大きいかどうかを判断する検定法と考えればよい．

商店街のくじ引きでおなじみの，右のようなものを考えてほしい．正式な名称は知らないが，とりあえずここでは「ガラガラポン」とでもよんでおこう．実は，筆者たちも中を覗いたことはないのだが，おそらくこのように一つの部屋の中にたくさんの玉が入っていると想像できる．ここに，たとえば1,000個の玉が入っていて，700個が白玉，300個が赤玉だとすれば，玉の出口のAからもBからも，赤玉が出る確率は30％で違いはないはずである．

しかし，実際にこのくじを回してみると，Aの出口からは100回回して赤玉がたとえば31回，Bの出口からはたとえば36回といったように，赤玉が3割入っているからといって，100回回して常に30個の赤玉が出るわけではない．

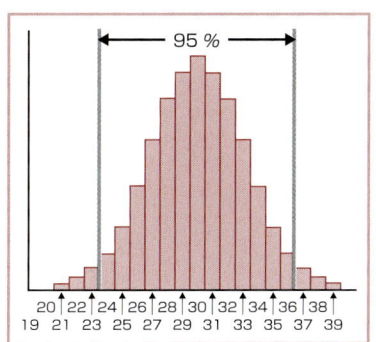

ガラガラポンの中には十分に多くの玉があらかじめ入っているとする．100個の玉を出してみて，何個の赤玉が出るのか，これを何百回，何千回も繰り返してみると，30個赤玉という場合が最も多く，続いて29個ないし31個の場合，次が28個ないし32個の場合，…

と，だんだん可能性が減ってくるので，前ページのようなグラフ（ヒストグラム）を描くことができる．このきれいな左右対称のグラフは，「正規分布」にきわめて近い（正確には，この「二項分布」は「正規分布」に近似している）．

このヒストグラムでわかることは，30 という中心の値から離れれば離れるほど，その個数の赤玉が出る確率は低くなるということだ．左右対称のグラフだから，中央のピークを中心に，たとえば 95 ％ の確率でこの範囲に収まる，という範囲がどこからどこまでか，という線を引くことができる．この範囲を外れた個数の赤玉が出る確率は，20 回やって 1 回しかない，ということだ．統計では，この範囲を外れた数が出ると，偶然ではない可能性が高いと判断する．95 ％ ではなく，99 ％ に範囲を設定すれば，なおさら偶然ではない可能性が高くなる．逆にいえば，この 95 ％ の範囲，ないし 99 ％ の範囲は，十分に偶然で説明できる範囲（**偶然の範囲**）とよぶことができるだろう．

「偶然の範囲」は，このように実際の赤玉の個数で表すこともももちろん

Column

正規分布は「**偏差値**」でお馴染みだろう．テストは一回一回平均点が異なるし，また学生の点数のばらつきも異なるから，単にある学生がとった点数をみただけでは，その学生が集団のなかでどのあたりの位置にいるのかがわからない．この悩みを解決するために考え出されたのが「**偏差値**」だ．

これは，多くの学生の成績をもとに，その点数の分布を平均 50，標準偏差を 10 とした「**正規分布**」に置き換えたものだ．偏差値が 69.6 以上となると，平均である 50 からは標準偏差にしてほぼ 2 つ分以上成績が良いことになるが，ここに入るのはトップから 2.5 ％ 以内の学生である．逆に，偏差値 30.4 以下は，ビリから 2.5 ％ 以内である．言い換えれば，偏差値の中央値から，標準偏差の 1.96 倍以内に収まれば，「95 ％ の範囲」であることがわかる．

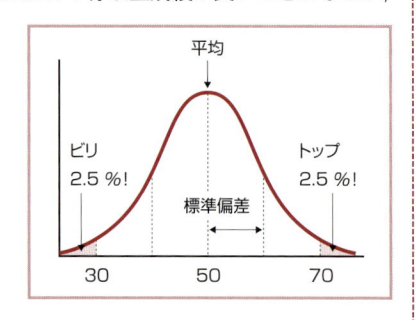

可能だが，赤玉の個数を，くじを引いた回数で割った，赤玉の割合で表すこともできる．くじを引く回数が多ければ多いほど，この赤玉の割合で表した「**偶然の範囲**」は，小さくなっていく．

どこまでが「偶然」か？：赤玉の個数の「差」

さて次に，下のイラストをご覧いただきたい．六角形の箱の中が1枚の壁によって二分され，Aの出口とBの出口が，それぞれ別の部屋につながっている．Aへつながる部屋と，Bへつながる部屋には，それぞれ白玉と赤玉が入っているが，その割合は同じではなく，仮に前者には500個のうち150個が赤玉，後者には500個のうち100個が赤玉であるとすると，Aの出口から赤玉が出る確率は30 %だが，Bの出口から赤玉が出る確率は20 %となる．

しかし，実際にこのくじを回してみると，Aの出口からは100回回して赤玉がたとえば31回，Bの出口からはたとえば23回というように，やはり必ず30個，20個になるわけではない．

ところで，一般にガラガラポンの中は，覗いてみることはできない．右のイラストのように，中が覗けないこの箱の，Aの出口とBの出口から，それぞれ100個の玉を出したとして，前者には赤玉が23個（割合は0.23），後者には赤玉が55個（割合は0.55）含まれ

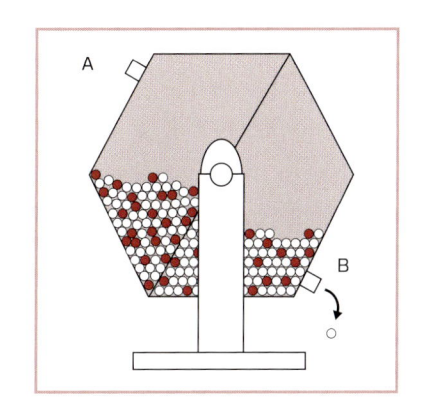

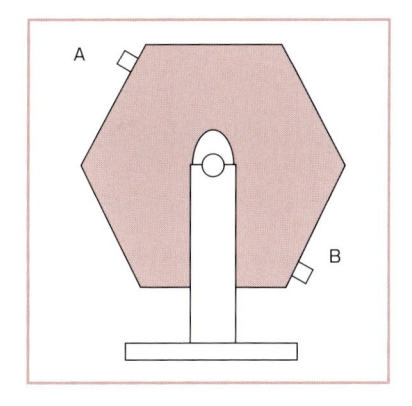

	A	B	計
赤玉	23	55	78
白玉	77	45	122
計	100	100	200

ていたとしよう．この箱の中は，1つの部屋しかないのか，それとも，壁によって赤玉の割合が異なるA・B2つの部屋に分かれているのだろうか？

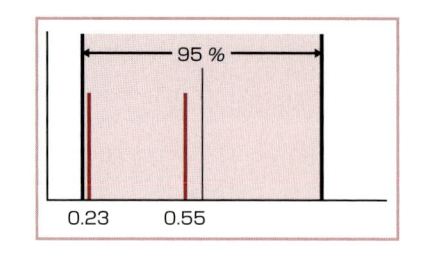

まずは，このガラガラポンの中には壁はなく，部屋は1つだと仮定しよう．箱の中の赤玉の割合はわからないが，そこに「95％の範囲」は必ず存在するはずだ．もしも，この95％の範囲に，0.23と0.55という2つの観測値のいずれもが含まれていれば，この2つの観測値のばらつきは**「偶然の範囲」**に収まっていることになる．

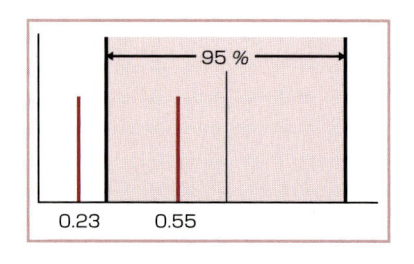

しかし，仮に一方の観測値のみがこの95％の範囲に収まっていて，もう一方が収まっていなければ，収まっていないほうの観測値は，**「偶然の範囲」**を超えていることになる．

この話は，ガラガラポンの中の赤玉の割合がわからないのであるから，あくまで仮定の話だ．逆にいえば，箱の中は1つの部屋だとして，その中の赤玉・白玉の割合をある値に「仮定」すれば，少なくともA・Bの出口から出てきた赤玉の数が，「偶然の範囲」に収まっているかいないかを判定することは可能だということだ．

そこでまず，ガラガラポンの中の赤玉の割合が，0.23と0.55のちょうど中間値である0.39だと「仮定」してみよう．下図のように，この仮定の下で0.23と0.55が「偶然の範囲」に収まっていなければ，そこから「偶然の範囲」をどのように左右に動かしても，0.23と0.55が同時に「偶然の範囲」に収まることはありえない．このことを利用すれば，箱の中が壁のない1つの部屋である確率が低い場合，すなわち，壁で区切られた2つの部屋となって

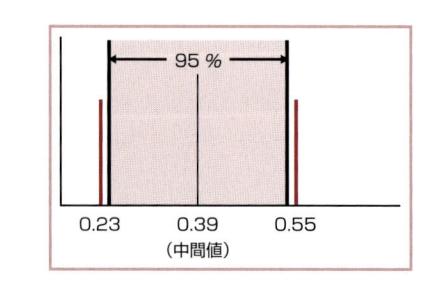

いる確率が高い場合を見極めることができる．しかし逆に，あくまで仮定の設定である**中間値**（0.39）を中心とした「**偶然の範囲**」に両方の観測値が収まったからといって，箱の中が1つの部屋である確率が高いとはいえない．なぜなら，箱の中の赤玉の割合は，ちょうど中間の値とは限らないからだ．

赤玉の個数の差の検定：χ^2 検定

さて，それでは，どうやって「95 % の範囲」や「99 % の範囲」から外れていることを示すことができるのだろうか．一つには「二項分布」が「正規分布」に近似することを利用して，前述の「中間値」を正規分布の中央値と「仮定」し，正規分布曲線下の面積の 95 % が収まるような幅の中に，0.23 や 0.55 が収まっているかどうかを判定する方法が考えられる．そしてもう一つの方法が，ランドマーク論文で頻繁に用いられる χ^2 検定だ．

同じ個数を取り出すとき

赤玉が 39 % 含まれるガラガラポンを用いて，たとえば，100 回のくじ引きで A の出口から 23 個の赤玉が出たということは，最も期待される個数である 39 個からの差が 16 個となる．一方，B の出口からは 55 個の赤玉が出たので，期待される個数である 39 個からの差は同じく 16 個だ．これは，もともと 39 % という数字が A および B から出た赤玉の割合のちょうど中間の値に意図的に設定したのだから当然だ．同じことが白玉についてもいえる．赤玉が期待された個数より 16 個少なければ，白玉は必ず期待された個数より 16 個多くなる．結局，A および B で取り出し

計測値	A	B	計
赤玉	23	55	78
白玉	77	45	122
計	100	100	200

期待値	A	B	計
赤玉	39	39	78
白玉	61	61	122
計	100	100	200

差	A	B
赤玉	16	16
白玉	16	16

$\dfrac{差^2}{期待値}$	A	B	計(χ^2)
赤玉	6.56	6.56	
白玉	4.20	4.20	
			21.52

た玉の数が一致している（この場合はいずれも100個）場合，期待値と計測値との差は4つのマスですべて等しくなる．

この差を2乗して，さらに期待値で割った数字を，それぞれのマスごとに計算して合計した数字をχ^2（カイ2乗）とよぶ．今回の値はたまたま21.52となったが，中の部屋が1つしかないガラガラポンを回して100個の玉を取り出すような実験を何度も繰り返し，横軸にχ^2の値，縦軸にその値の出る頻度をとったグラフは，上の図のような曲線をとることがわかっている（その証明は複雑なので省略する）．2×2のクロス表（4分表）の場合，これが3.84146を超えたとき，95％の範囲から外れたと判定できる．

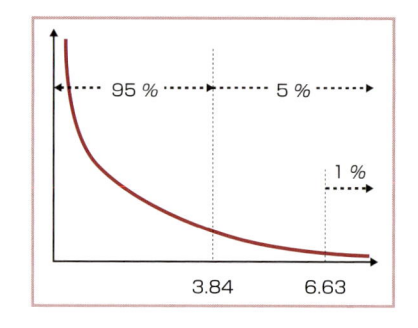

今回の例についていえば，逆算すると期待値との差が±6.76以内が95％の範囲となっている．

$$3.84146 = \frac{\Delta^2}{39} + \frac{\Delta^2}{39} + \frac{\Delta^2}{61} + \frac{\Delta^2}{61}$$

$$\Leftrightarrow \Delta = \sqrt{\frac{3.84146}{\frac{2}{39} + \frac{2}{61}}} = \sqrt{\frac{3.84146}{\frac{2\times 61 + 2\times 39}{39\times 61}}} = 6.76$$

同じように，χ^2が6.63490を超えた場合は，99％の範囲も超えたと判定されるが，こちらも逆算してみると，期待値との差が±8.88以内が99％の範囲だ．つまり，今回の例（$\chi^2 = 21.52$）でいえば，AとBは同じ部屋から出てきた玉を見ているのではなく，壁で区切られた別々の部屋から出てきた玉を見ている可能性が高いことになる．

異なる個数を取り出すとき

さて，ここまでは，AおよびBの出口から，まったく同じ個数の玉を取り出した場合を考えてきた．しかし，研究の全対象者を2群に分けた場合に，まったく同数に分けられるとは限らない．たとえランダムに2群に分

けた場合でさえ，同数になるとは限らない．では，AおよびBで，玉の個数が異なる場合，ガラガラポンの中の赤玉の割合をどのように「仮定」すればよいだろうか．

たとえば，次の例のように，Bからは200個の玉を取り出した場合を考えてみよう．経験的にも数学的にも，くじ引きの回数が多くなればなるほど，赤玉の割合は箱の中の玉全体における赤玉の割合に近づく．したがって，最も箱の中の赤玉の割合に近い可能性が高い数字は，AおよびBの赤玉の数の，総計300個の玉数における割合であるといえる．

とすれば，赤玉の割合は117/300 = 0.39 と期待されるので，Aで取り出した玉の数100個，およびBで取り出した玉の数200個とそれぞれ掛け合わせ，Aの赤玉の期待値は39個，Bの期待値は78個となる．

計測値	A	B	計
赤玉	23	94	117
白玉	77	106	183
計	100	200	300

期待値	A	B	計
赤玉	39	78	117
白玉	61	122	183
計	100	200	300

差	A	B
赤玉	16	16
白玉	16	16

差^2/期待値	A	B	計(χ^2)
赤玉	6.56	3.28	
白玉	4.20	2.10	
			16.14

面白いことに，結局，期待値と計測値との差は，4つのマスすべてで同じ数となる．しかしその後，重み付けをする期待値が各マスで異なるので，差^2/期待値の値はすべてのマスで異なることになる．総計のχ^2も，先ほどのA・Bともに100個ずつ回したときとは異なる結果となった．

χ^2統計量の計算式の一般化

以上の説明を一般化してみよう．右の表のように，計測値をそれぞれa, b, c, dとし，aとbの合計をm，cとdの合計をn，AおよびBのすべての玉の総計をNとする．

計測値	A	B	計
赤玉	a	c	$a+c$
白玉	b	d	$b+d$
計	m	n	N

$m = a + b, n = c + d$
$N = m + n = a + b + c + d$

2 Table FCχ論文で使われる統計

まず，a, b, c, d それぞれの期待値 e_a, e_b, e_c, e_d は，

$$e_a = m \times \frac{a+c}{N} = \frac{(a+b)(a+c)}{a+b+c+d}$$

$$e_b = m \times \frac{b+d}{N} = \frac{(a+b)(b+d)}{a+b+c+d}$$

$$e_c = n \times \frac{a+c}{N} = \frac{(c+d)(a+c)}{a+b+c+d}$$

$$e_d = n \times \frac{b+d}{N} = \frac{(c+d)(b+d)}{a+b+c+d}$$

であるから，それぞれの期待値と計測値との差 Δa, Δb, Δc, Δd は，それぞれ下記の計算式のような結果となる．

$$\Delta a = a - e_a = a - \frac{(a+b)(a+c)}{a+b+c+d}$$

$$= \frac{a^2 + ab + ac + ad - a^2 - ab - ac - bc}{N} = \frac{ad - bc}{N}$$

$$\Delta b = b - e_b = b - \frac{(a+b)(b+d)}{a+b+c+d}$$

$$= \frac{ab + b^2 + bc + bd - ab - ad - b^2 - bd}{N}$$

$$= \frac{bc - ad}{N} = -\Delta a$$

同様に

$$\Delta c = \Delta b = -\Delta a$$

$$\Delta d = -\Delta b = -\Delta c = \Delta a$$

となる．最後に χ^2 の計算式を完成させよう．

$$\chi^2 = \frac{(\Delta a)^2}{e_a} + \frac{(\Delta b)^2}{e_b} + \frac{(\Delta c)^2}{e_c} + \frac{(\Delta d)^2}{e_d}$$

であるから，ここで $|\Delta a| = |\Delta b| = |\Delta c| = |\Delta d| = \Delta$ とおくと

$$\begin{aligned}
\chi^2 &= \Delta^2 \times \left(\frac{1}{e_a} + \frac{1}{e_b} + \frac{1}{e_c} + \frac{1}{e_d} \right) \\
&= \left(\frac{ad - bc}{N} \right)^2 \times \left\{ \frac{N}{(a+b)(a+c)} + \frac{N}{(a+b)(b+d)} \right. \\
&\quad \left. + \frac{N}{(c+d)(a+c)} + \frac{N}{(c+d)(b+d)} \right\} \\
&= \frac{(ad-bc)^2}{N^2} \times N \times \frac{1}{(a+b)(a+c)(b+d)(c+d)} \times \\
&\quad \{(b+d)(c+d) + (a+c)(c+d) + (a+b)(b+d) + (a+b)(a+c)\} \\
&= \frac{(ad-bc)^2}{N} \times \\
&\quad \frac{a^2 + b^2 + c^2 + d^2 + 2ab + 2ac + 2ad + 2bc + 2bd + 2cd}{(a+b)(a+c)(b+d)(c+d)} \\
&= \frac{(ad-bc)^2}{N} \times \frac{(a+b+c+d)^2}{(a+b)(a+c)(b+d)(c+d)} \\
&= \frac{(ad-bc)^2}{N} \times \frac{N^2}{(a+b)(a+c)(b+d)(c+d)} \\
&= \frac{N(ad-bc)^2}{(a+b)(a+c)(b+d)(c+d)}
\end{aligned}$$

となる．したがって

$$\chi^2 = (ad-bc)^2 \times \frac{N}{(a+b)(c+d)(b+d)(a+c)}$$

と書くことができる．

電卓片手に χ^2 検定！

ここで，もう一度4分表を思い出してみよう．χ^2 を算出する上記の式の最後は，この表を完成させれば，すぐにも計算できることがわかるだろう．つまり，4分表ができたら電卓を片手に，

1. まず $ad - bc$ を計算
2. それを 2乗
3. 次に $a + b$ で割り
4. 続いて $c + d$ で割る
5. 次は N を掛け
6. さらに $b + d$ で再び割り
7. 最後も $a + c$ で割る

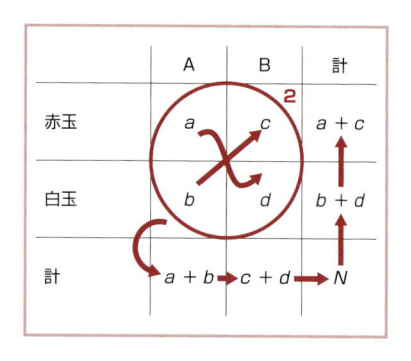

と進めればよい．4分表の中身をまず片づけたら，後は周りを反時計回りに片づけていくイメージだ．

ちなみに，実際に χ^2 検定を行う場合に「95％の範囲」や「99％の範囲」を意識する必要はないが，χ^2 の値から Δ を逆算することはやはり可能だ．χ^2 の算出式は次のように書き直せる．

$$\chi^2 = \Delta^2 \times \frac{N^3}{(a+b)(c+d)(b+d)(a+c)}$$

したがって，

$$\Delta = \sqrt{\chi^2 \times \frac{(a+b)(c+d)(b+d)(a+c)}{N^3}}$$

となる．「95％の範囲」なら χ^2 に 3.84146 を，「99％の範囲」なら 6.63490 を代入すればよい．

χ^2 検定の注意点

最後に2つだけ注意点．まず，どれか1つのマスの期待値が最低でも5以上でない場合は，この検定は使わないほうがよいとされている．この場

合，83 ページに紹介する Fisher の直接確率検定を用いることになる．もう一つは，χ^2 検定はマスが 4 個ではないクロス表でも用いることができるが，その場合，測定値と期待値との差はすべてのマスで等しくはならない．また，「95 % の範囲」や「99 % の範囲」を定める χ^2 の値は，先ほどの 3.84146 や 6.63490 ではない，別の数値を用いる必要がある．この解説は本書の目的から外れるので，成書を参照してもらいたい．

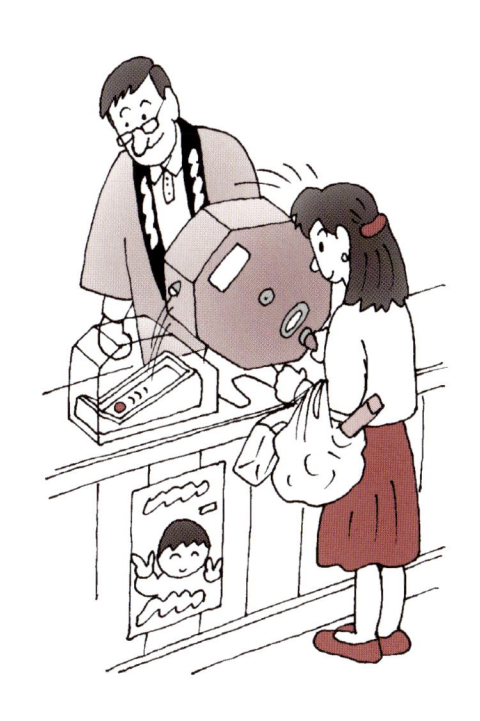

◆ Yates の補正

赤玉の個数や白玉の個数は必ず整数だが，χ^2検定は本来，小数点以下の数字をもつ連続的な値（連続量）も扱える検定法だ．むしろ，整数のみを扱う「イベント発生の有無を扱う」研究の検定で，特にイベントの発生数が少ない場合，若干の補正が必要となる．すべてのマスが数百を超えるような場合でない限り，Yatesの補正を行っておいたほうがよいという人もいる．Yatesの補正では，それぞれのマスについて，計測値と期待値との差から0.5を減じて計算する．右に，Yatesの補正を行ってχ^2を計算した場合を示した．

計算式は次のようになる．多くの論文では，χ^2検定にはYatesの補正を行っているので，補正なしのものよりも，こちらの計算法を覚えておくとよいかもしれない．χ^2と比べても，$N/2$を差し引く手間が一つ増えるだけである．

計測値	A	B	計
赤玉	23	55	78
白玉	77	45	122
計	100	100	200

期待値	A	B	計
赤玉	39	39	78
白玉	61	61	122
計	100	100	200

差	A	B
赤玉	16	16
白玉	16	16

差 − 0.5	A	B
赤玉	15.5	15.5
白玉	15.5	15.5

(差 − 0.5)² / 期待値	A	B	計(χ^2)
赤玉	6.16	6.16	
白玉	3.94	3.94	
			20.20

$$\chi^2 = \left(|ad - bc| - \frac{N}{2}\right)^2 \times \frac{N}{(a+b)(c+d)(b+d)(a+c)}$$

1. まず $ad-bc$ を計算
2. 正なら $N/2$ を引く
   負なら $N/2$ を足す
3. それを 2乗
4. 次に $a+b$ で割り
5. 続いて $c+d$ で割る
6. 次は N を掛け
7. さらに $b+d$ で再び割り
8. 最後も $a+c$ で割る

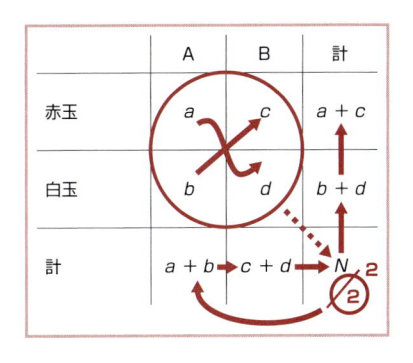

またこの場合，逆算の計算式は

$$\Delta = \sqrt{\chi^2 \times \frac{(a+b)(c+d)(b+d)(a+c)}{N^3}} + 0.5$$

となる．

■ Fisher の直接確率検定

　Fisher の直接確率検定は，いわゆるランドマーク論文で用いられることも少なくない．Fisher の直接確率検定は「クロス表の検定」という目的は χ^2 検定と同じであるが，2×2表しか扱えないこと，いずれかのマスの期待値が5以下の場合に主に用いられる手法であることを考えると，トップ100論文のなかで χ^2 検定よりも採用数が多いことは意外であった．その意味で，この検定法を本書で解説する意義は大きいと思う．

　下の表を見てほしい．今回は，商店街での買い物が少なかったのだろうか，出した玉の数は A から 10 個，B から 10 個と少なくなっている．Fisher の直接確率検定では，χ^2 検定のような「期待値」は必要ない．その代わり，この例でいえば

計測値	A	B	計
赤玉	3	5	8
白玉	7	5	12
計	10	10	20

ガラガラポンの中には最初から赤玉が8個，白玉が12個しか入っていないものと「仮定」して，確率を計算することになる．

　さてここで，赤玉には一つ一つに①〜⑧番の番号が，白玉にも一つ一つに①〜⑫番の番号が振られているとしよう．この合計20個の玉の集合から，赤玉・白玉の個数に関係なく10個の玉を取り出す方法は，まず最初の1個が20通り，次の2個目は1つ減って19通り，さらに次の3個目はもう1つ減って18通りと続き，最後の10個目が11通りあるから，これらを掛け合わせて

$$20 \times 19 \times 18 \times 17 \times 16 \times 15 \times 14 \times 13 \times 12 \times 11$$

通りあることになる．ところが，同じ10個の玉でも，ここでは取り出した順番が異なる場合を重複して数えてしまっている．10個の玉の並び方には，最初の玉が10通り，2番目の玉が9通り，3番目が8通り，と徐々に減っていき，最後の10番目は最後に残った1つしかないので1通りと，これらを掛け合わせた

$$10 \times 9 \times 8 \times 7 \times 6 \times 5 \times 4 \times 3 \times 2 \times 1$$

通りずつがある．したがって，20個のなかから，順番に関係なく10個を選び出す組み合わせ（コンビネーションの頭文字Cを用いて $_{20}C_{10}$ と表される）の数は，前者を後者で割った

$$_{20}C_{10} = \frac{20 \times 19 \times 18 \times 17 \times 16 \times 15 \times 14 \times 13 \times 12 \times 11}{10 \times 9 \times 8 \times 7 \times 6 \times 5 \times 4 \times 3 \times 2 \times 1}$$

通りとなる．次に，8個の赤玉のなかから3個を抜き出す組み合わせは，同じような計算で

$$_8C_3 = \frac{8 \times 7 \times 6}{3 \times 2 \times 1}$$

通りであり，また12個の白玉から7個を抜き出す組み合わせは同様に

$$_{12}C_7 = \frac{12 \times 11 \times 10 \times 9 \times 8 \times 7 \times 6}{7 \times 6 \times 5 \times 4 \times 3 \times 2 \times 1}$$

通りである．

さて，「8個の赤玉のなかから3個を抜き出す組み合わせ」が $_8C_3$ 通りあり，「12個の白玉から7個を抜き出す組み合わせ」が $_{12}C_7$ 通りあるから，「8個の赤玉のなかから3個を抜き出すと同時に12個の白玉から7個を抜き出す組み合わせ」は，両者を掛け合わせた

$$_8C_3 \times {}_{12}C_7$$

通りとなる．よって，Aの出口から10個の玉を取り出したときに，赤玉が3個，白玉が7個となる確率 $P(x=3)$ は，この組み合わせの数を，20個の玉から赤玉・白玉の個数に関係なく10個の玉を選び出すすべての組み合わせの数（前述の $_{20}C_{10}$）で割った

$$P(x=3) = \frac{{}_8C_3 \times {}_{12}C_7}{{}_{20}C_{10}}$$

$$= \frac{\dfrac{8 \times 7 \times 6}{3 \times 2 \times 1} \times \dfrac{12 \times 11 \times 10 \times 9 \times 8 \times 7 \times 6}{7 \times 6 \times 5 \times 4 \times 3 \times 2 \times 1}}{\dfrac{20 \times 19 \times 18 \times 17 \times 16 \times 15 \times 14 \times 13 \times 12 \times 11}{10 \times 9 \times 8 \times 7 \times 6 \times 5 \times 4 \times 3 \times 2 \times 1}}$$

で直接計算できることになる．この程度なら電卓でも計算できないことはないが，もっと玉の数が増えるとお手上げだ．コンピュータのお世話になることになる．この式を一般化しておくと，

$$P(x=a) = \frac{{}_{a+c}C_a \times {}_{b+d}C_b}{{}_N C_{a+b}} = \frac{(a+b)!(c+d)!(a+c)!(b+d)!}{N!a!b!c!d!}$$

（！は，たとえば10！が $10 \times 9 \times 8 \times 7 \times 6 \times \cdots\cdots \times 1$ を表す記号）

となる．同じように，赤玉が 2 個で白玉が 8 個の場合，赤玉が 1 個で白玉が 9 個の場合，赤玉が 0 個で白玉が 10 個の場合の確率は，それぞれ

$$P(x=2) = \frac{{}_8C_2 \times {}_{12}C_8}{{}_{20}C_{10}}$$

$$P(x=1) = \frac{{}_8C_1 \times {}_{12}C_9}{{}_{20}C_{10}}$$

$$P(x=0) = \frac{{}_8C_0 \times {}_{12}C_{10}}{{}_{20}C_{10}}$$

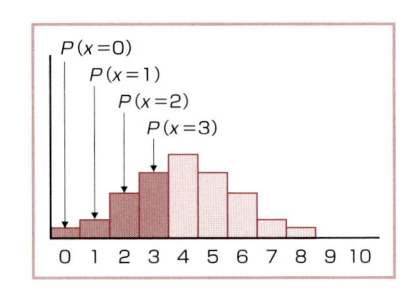

となる．
　このように，赤玉が 0 個から 10 個までの場合の確率を計算（実際には赤玉は 8 個までしかありえない）し，横軸を赤玉の個数，縦軸を確率としたグラフを描くと上図のようになる[*2]．
　ここで，赤く濃く塗りつぶした部分の面積は，赤玉が 3 個の場合，2 個の場合，1 個の場合，および 0 個の場合の確率を足し合わせた

$$P(x=3) + P(x=2) + P(x=1) + P(x=0)$$
$$= \frac{{}_8C_3 \times {}_{12}C_7}{{}_{20}C_{10}} + \frac{{}_8C_2 \times {}_{12}C_8}{{}_{20}C_{10}} + \frac{{}_8C_1 \times {}_{12}C_9}{{}_{20}C_{10}} + \frac{{}_8C_0 \times {}_{12}C_{10}}{{}_{20}C_{10}}$$

となる．この確率はつまり，赤玉の数が 3 個またはそれ以下となる確率を表しているが，この値が十分に小さい場合，通常では起こりにくい珍しい現象が起こったことを示している．前述のように，統計学では確率 5 ％ 以下，あるいは確率 1 ％ 以下の現象が起こった際に，意味のあるものと考えることが多い．ただし，珍しい現象は赤玉の個数が多い場合もあるから，上記の確率は 5 ％ ないし 1 ％ の半分以下（2.5 ％ ないし 0.5 ％）のときに有意と判定しなくてはならない（両側検定）．

[*2]：このような分布を「超幾何分布」とよぶ．この分布は，Cochran-Mantel-Haenszel 検定（あるいは単に Mantel-Haenszel 検定）の説明でまた目にすることになる．

■ Cochran-Mantel-Haenszel 検定

「チョー幾何」分布で偏差値を考える

　さて，いよいよクロス表解析の手法のラストを飾る，Cochran-Mantel-Haenszel 検定までたどりついた．Cochran-Mantel-Haenszel 検定は，第三のカテゴリー変数により層別化された複数のクロス表を統合して解析する統計手法である．年齢区分，研究の実施施設，糖尿病の有無などのようにクロス表解析の結果に影響を与える可能性のある因子を補正したいときに用いられる．Fisher の直接確率検定の項で予告したように，ここでは再び「**超幾何分布**」を思い出してもらいたい．Fisher の解説ではガラガラポンから取り出す玉の数が合計でも 20 個と少なかったので，ここではもう少し N の数が多い，χ^2 検定の解説で用いた例でもう一度考えてみよう．

計測値	A	B	計
赤玉	23	55	78
白玉	77	45	122
計	100	100	200

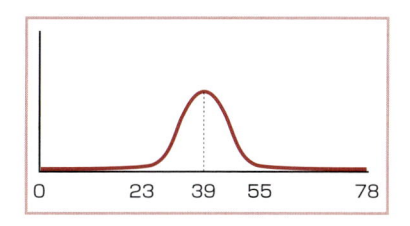

　上の 4 分表をもとに，先ほどと同じように A から取り出した赤玉の数の確率分布を表すグラフを描いてみると，棒グラフの 1 本 1 本のカラムは非常に細くなり，スムーズな左右対称の曲線を描いている．このように，N の数が十分に大きくなると「**超幾何分布**」は**正規分布**に相似することがわかっている（数学的な証明は省略する）．

　ここで，「**超幾何分布**」が「**正規分布**」に相似することを利用すれば，A の出口から 100 個を取り出したときに赤玉が 23 個であったことが，きわめて珍しい現象（偏差値 69.6 以上や，偏差値 30.4 以下に相当！）なのかどうかが判断できるはずだ．「偏差値」を算出するには，あるテストの全学生の**平均点**（M）と，**標準偏差**（SD）がわかればよい．そして，平均点 M を 50 に，標準偏差 SD を 10 に変換すれば，個人の点数を偏差値に変換できる．

「チョー幾何」分布の平均と標準偏差（あるいは分散）

さて，「平均点」とは，あたりまえのことだが「**点数の平均**」である．一方，「**点数と平均点の差の2乗の平均**」を「**分散（V）**」とよぶ．標準偏差とは，この**分散**の平方根であり，点数のばらつきの指標である．

さて，話をわかりやすくするために，ここでいま一度，20個の玉から10個を取り出す例に戻ろう．まず，この場合の赤玉の個数の平均は，どのように計算すればよいだろうか．

Fisher の項にも出てきたように，

「8個の赤玉から**0**個，同時に12個の白玉から10個を抜き出す組み合わせ」＝ $_8C_0 \times {}_{12}C_{10}$ 通り

「8個の赤玉から**1**個，同時に12個の白玉から9個を抜き出す組み合わせ」＝ $_8C_1 \times {}_{12}C_9$ 通り

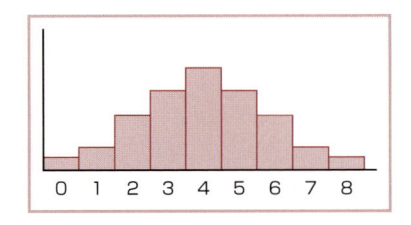

「8個の赤玉から**2**個，同時に12個の白玉から8個を抜き出す組み合わせ」＝ $_8C_2 \times {}_{12}C_8$ 通り

$\qquad \vdots \qquad \vdots \qquad \vdots \qquad \vdots \qquad \vdots$

「8個の赤玉から**8**個，同時に12個の白玉から2個を抜き出す組み合わせ」＝ $_8C_8 \times {}_{12}C_2$ 通り

となる．「赤玉の個数の平均（M）」を算出するには，各「**赤玉の個数**」にそれぞれの「**組み合わせの数**」を掛け合わせたものをすべて足し合わせ，それを

「20個のなかから，順番に関係なく10個を選び出すすべての組み合わせ」＝ $_{20}C_{10}$ 通り

で割ればよい．すなわち，

$$M = \frac{0 \times {}_8C_0 \times {}_{12}C_{10} + 1 \times {}_8C_1 \times {}_{12}C_9 + 2 \times {}_8C_2 \times {}_{12}C_8 + \cdots\cdots + 8 \times {}_8C_8 \times {}_{12}C_2}{{}_{20}C_{10}}$$

$$= 0 \times \frac{{}_8C_0 \times {}_{12}C_{10}}{{}_{20}C_{10}} + 1 \times \frac{{}_8C_1 \times {}_{12}C_9}{{}_{20}C_{10}} + 2 \times \frac{{}_8C_2 \times {}_{12}C_8}{{}_{20}C_{10}} + \cdots\cdots$$

$$+ 8 \times \frac{{}_8C_8 \times {}_{12}C_2}{{}_{20}C_{10}}$$

であるから，結局

$$M = \sum_{x=0}^{8} x \cdot \frac{{}_8C_x \times {}_{12}C_{10-x}}{{}_{20}C_{10}}$$

となる．これを一般化すると，

$$M = \sum_{x=0}^{\min(a+b,\,a+c)} x \cdot \frac{{}_{a+c}C_x \times {}_{b+d}C_{(a+b)-x}}{{}_NC_{a+b}} = \cdots\cdots \text{（難解につき省略）}$$

$$= \frac{(a+b)(a+c)}{N}$$

となる[*3]．ここで，Fisher の項でも出てきたように，実はそれぞれの個数の赤玉が出る確率 $P(x)$ が

$$P(x) = \frac{{}_{a+c}C_x \times {}_{b+d}C_{(a+b)-x}}{{}_NC_{a+b}}$$

であるから，

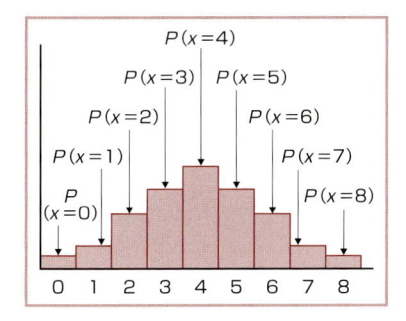

[*3]: $\min(a+b,\ a+c)$ は，「$a+b$ および $a+c$ のうち，いずれか値が小さいほう」の値をさす．

$$M = \sum_{x=0}^{\min(a+b,\,a+c)} x \cdot \frac{{}_{a+c}C_x \times {}_{b+d}C_{(a+b)-x}}{{}_NC_{a+b}} = \sum_{x=0}^{\min(a+b,\,a+c)} x \cdot P(x)$$

にほかならない．このように，**今自分が興味がある数値（この場合は赤玉の個数 x）の平均を知りたければ，その興味がある数値 x に，その数値が出る確率 $P(x)$ を掛け合わせたものを，すべての x のとりうる値について加算すればよいことになる．**

ということは，たとえば「赤玉の個数 x と平均値 M との差を2乗した数値」の平均（V）なんてものも，

$$\begin{aligned} V &= \sum_{x=0}^{\min(a+b,\,a+c)} (x-M)^2 \cdot P(x) = \cdots\cdots \text{（難解につき省略）} \\ &= \sum_{x=0}^{\min(a+b,\,a+c)} x^2 \cdot P(x) - M^2 = \cdots\cdots \text{（難解につき省略）} \\ &= \frac{(a+b)(c+d)(a+c)(b+d)}{N^2(N-1)} \end{aligned}$$

で計算できてしまうのだ．

再度，右の表の例に戻ると，この場合，

$$M = \frac{(23+77)(23+55)}{200} = 39$$

計測値	A	B	計
赤玉	23	55	78
白玉	77	45	122
計	100	100	200

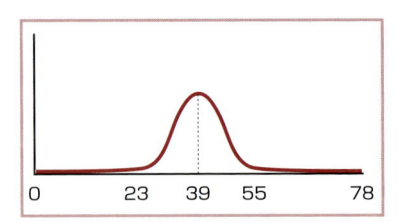

$$V = \frac{(23+77)(55+45)(23+55)(77+45)}{200^2(200-1)} = 11.95$$

$$\Rightarrow SD = \sqrt{V} = \sqrt{11.95} = 3.46$$

となる．23個という赤玉の数は，平均39から16離れている（$\Delta = 16$）が，この差は標準偏差3.46の4.6倍に相当する．偏差値に換算すれば，平均50から標準偏差10の4.6倍離れれば4となる！　その換算式は，

$$偏差値 = 50 + \frac{\Delta}{SD} \times 10 = 50 + \frac{\Delta}{\sqrt{V}} \times 10$$

と表される．偏差値の「95％の範囲」は前述のように30.4～69.6の間であるから，大幅に外れたきわめて珍しい現象だ．

偏差値の代わりに χ^2 分布を利用する

しかし，こうして眺めてみると，50を加えたり10を掛ける部分は実は余計であり，それがなくても十分役に立つ指標となることが理解できる．また，いちいち平方根の計算をするのも面倒なので，その代わりに全体を2乗してしまうほうが楽かもしれない．そこで

$$\frac{\Delta^2}{V} = \frac{(23-39)^2}{11.95} = 21.42$$

を算出する．これが，1.96の2乗である3.84を上回れば「95％の範囲」を超えていると判定されるし，6.63を上回れば「99％の範囲」も超えていることになる．つまり，χ^2検定の解説でもあったように，右のような χ^2 分布に当てはめることができるのである．ただし，これも χ^2 検定と同様に，a が整数しかとらないことが原因で，若干の補正を行ったほうが χ^2 分布への収まりがよいことがわかっている．

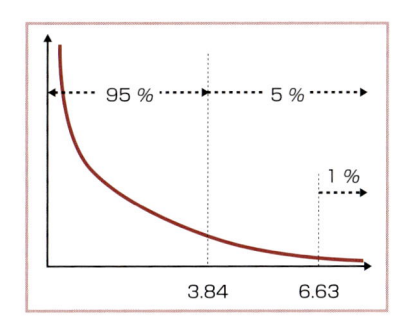

$$\chi^2 = \frac{(|\Delta|-0.5)^2}{V} = \frac{(|a-M|-0.5)^2}{V} = \frac{(|23-39|-0.5)^2}{11.95} = 20.10$$

複数の4分表をまとめて検定

さて，1回の試験だけで一人の学生の学力を本当の意味で測定できるわけではない．ある学生が，本当にトップ2.5％以内の優秀な学生なのかどうかをより確実に知りたいと考えれば，なるべく多くの問題で構成された試験を行ったほうが，たった数問で構成された試験を行うよりも，より真実に近づくことができるだろう．しかし，複数の教科の試験の結果から判断しなくてはならない場合もある．また，一度にたくさんの問題を準備することができず問題数が少ない場合もあるし，さらに，試験を受ける日の体調などにも成績が左右されるから，数回の試験の結果から判断したほうがより確実かもしれない．

臨床疫学的な研究においても，このように病態によって別々にまとめた結果を統合したり，別の場所で行われた複数の試験の結果をまとめたりする必要が生ずることがある．具体的に Cochran-Mantel-Haenszel 検定では，複数の4分表のデータを統合することになる．それでは，上記の式で表される χ^2 値をどのようにまとめればよいのだろうか．

複数の4分表（ここでは第1層～第k層とする）は，それぞれ異なる $a_i + b_i$, $c_i + d_i$, $a_i + c_i$, $b_i + d_i$ の値をもつから，ここまで説明したような a_i の平均値（M_i）と分散（V_i）についても，それぞれ異なる値となる．しかし，これを平均50，標準偏差10の正規分布に換算してそれぞれの a_i

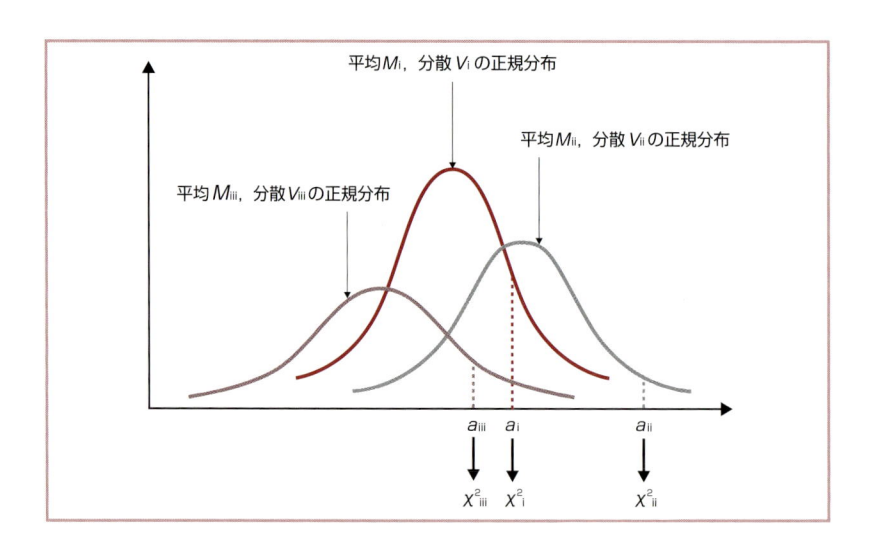

に対する偏差値を出せば，それはたとえば1回目の試験では偏差値68，2回目は偏差値74，3回目は偏差値55というように，比較が可能な数字となる．そこで最初に思いつくのは，偏差値の平均値を出せば，複数の試験の結果をまとめたことになるのではないかというものだろう．

だが，問題数が少ない試験と多い試験の結果を単純に平均したり，受験者数の少ない試験と多い試験の結果を単純に平均することには問題がある．やはり，問題数が多かったり，受験者数が多いような，実力をより正確に反映していると思われる試験の結果を，問題数の少ない試験の結果よりも重要視（重み付け）すべきだろう．

また，一回一回の試験の結果を横並びに比較できるという意味では χ^2 も同様で，平均値（M_i）や分散（V_i）が異なっても，各4分表について算出された χ^2 値は比較可能な数字のようではある．ただし，偏差値は50より上の数字か下の数字かによって，平均よりも高い点数だったのか低い点数だったのかがわかるのに対して，χ^2 は平均からの外れ具合しかわからないという欠点がある．とすれば，たとえば3回の試験の「平均偏差値」を算出するように，「平均 χ^2 値」を算出することは不可能ということになる．

これらの問題点を克服して結果をまとめる方法として，Cochran-Mantel-Haenszel 検定では，「各層の観測値と平均値との差（Δ_i）の合計」と「各層の分散の合計」を別々に計算してしまう方法を採っている．前者を合計する際に，Δ_i の正負については考慮され，また，前者と後者をそれぞれ分けて合計することで，より分散の大きな層（Δ_i も同じ比率で大きくなる）に重み付けがなされることになる．

$$\chi^2_{\mathrm{CMH}} = \frac{\left(\left|\sum_{i=1}^{k} \Delta_i\right| - 0.5\right)^2}{\sum_{i=1}^{k} V_i} = \frac{\left(\left|\sum_{i=1}^{k}(a_i - M_i)\right| - 0.5\right)^2}{\sum_{i=1}^{k} V_i}$$

$$= \frac{\left(\left|\sum_{i=1}^{k} a_i - \sum_{i=1}^{k} M_i\right| - 0.5\right)^2}{\sum_{i=1}^{k} V_i}$$

当然のことながら，χ^2_{CMH} は χ^2 分布に当てはめて判断することになる．

◆再び Log-rank 検定

　なお，Log-rank 検定の項で，Log-rank 検定が Cochran-Mantel-Haenszel 検定の応用であると述べた．その理由はきわめて簡単．Log-rank 検定では，時間の経過に伴ってイベントないし観察中止例が発生するたびに4分表を作成し，その試験が終了するまでのすべての4分表を Cochran-Mantel-Haenszel 検定の手法でまとめて解析することをさしているからである（67ページ参照）．

　とすれば，Cochran-Mantel-Haenszel 検定では分散の数が大きい層に重みが付けられているので，Log-rank 検定ではより分散の大きい，試験開始により近いころのデータが重視されて解析が行われていることにお気づきだろう．その点を，Log-rank 検定の一つの欠点であると指摘する統計学者もいるらしいが，臨床医が EBM を実践するうえではそこまで気にする必要はないだろう．

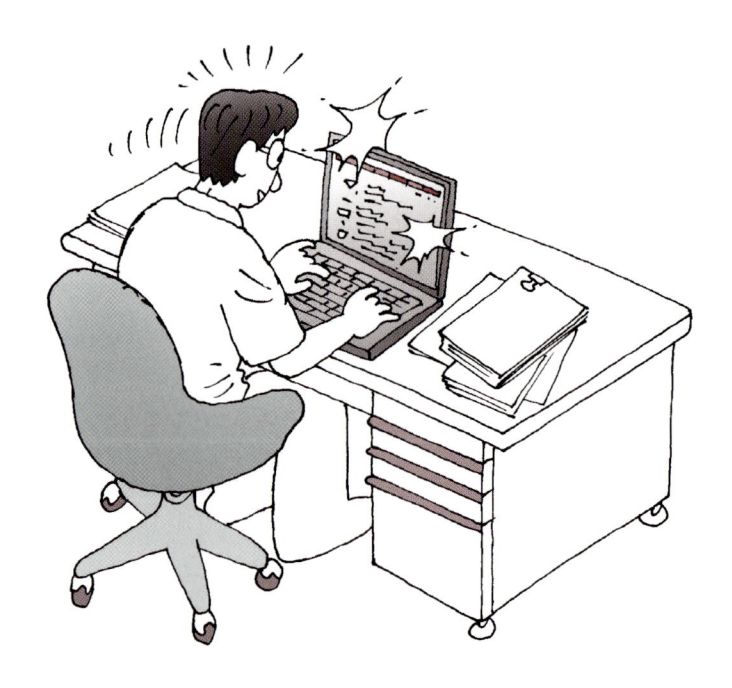

3 M CocA-CoLA 論文で使われる統計

M CocA-CoLA 論文で用いられる

> **拡張 Mantel 検定**
> **Cochran-Armitage 検定**

は，一般に傾向検定（**トレンド検定**）とよばれ，**二者択一のアウトカム**の発生率が，**3つ以上の順序のある群**で，**その順序に従って直線的に増加（ないし減少）**しているかどうかを判断する統計手法である．「順序のある群」に研究対象者を分ける方法は，もちろん医学的な根拠（検査の測定値の正常範囲など）を基準に分ける場合もあるが，単になんらかの曝露要因が多い対象者から低い対象者まで，人数が均等になるように複数の群に分ける場合もある（38ページ参照）．このように分けた各群の曝露要因の平均値は必ずしも等間隔とはならないので，検定は単に順序に従っているだけでなく，曝露要因の平均値に応じて直線的に増加（ないし減少）しているかどうかを判定することになる．

トレンド検定の結果，直線的に増加（ないし減少）していることが明らかとなった場合には，次に群が1段階上がるごとに（あるいは曝露要因が1単位増加するごとに）どれだけイベント発生率が増える（減る）かを数字で表すことを目的に，

> **Cox の比例ハザードモデルによる相対リスク**
> **多重ロジスティック回帰分析（Multiple Logistic Regression Analysis）によるオッズ比**

を，effect size として算出することになる．

それでは，まずトレンド検定の2つの手法についてみてみることにしよう．

■ 拡張 Mantel 検定

300 回のパットの価値は？

あなたにゴルフの趣味があるとしよう．最近パットの調子が悪いので，今日はパターを買いに来た．1 万円のパター，3 万円のパター，10 万円のパターが並んでいる．あなたなら，どのパターを買うだろうか？

ふと気づくと，店の外には試し打ち用のグリーンがあるではないか．あなたは，それぞれのパターで 100 回ずつ打ってみた．その結果，右の表のようにそれぞれ 42 回，48 回，51 回パットが成功したとしよう．この結果をもって，「高いパターを買うほど，パットの成功確率は高まる」ということがいえるだろうか？

	出費 (万円)	成功数 (回)	試行数 (回)
パターごとの試し打ち	1	42	100
	3	48	100
	10	51	100
合計		141	300

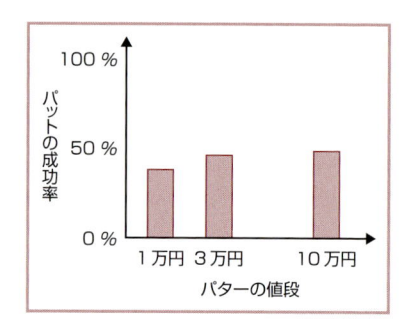

あまり現実的な話ではないのだが，たとえば 1 万円のパターで打って成功したパット 1 回には，1 万円の価値がある（百万ドルの夜景ならぬ，1 万円のパット）と考えてみよう．1 万円のパターで 100 回打ったら 42 回成功したので，このパターは 42 万円分の価値を生み出したことになる．3 万円のパターでは 48 回成功したから 144 万円分の価値，10 万円のパターでは 51 回成功したから，510 万円分の価値となる．すべて合わせると，300 回のパットが 141 回成功して，696 万円分の価値を生み出したことになる．

これをグラフで表すと次ページの図のようになる．仮に，パットの成功率は本来のパターの値段と関係なく一定であるとしよう．しかし本来の成功率はわからないから，ここでは 300 回のパターの平均成功率 47 % で考えることにする．もしもそれぞれのパターで 100 回ずつ打ったときの成功率がちょうど 47 % ずつであれば，1 万円のパターが 47 回成功で 47 万円

分の価値，3万円のパターが47回成功で141万円分の価値，10万円のパターが47回成功で470万円分の価値，すべて合わせると，300回のパットがまったく同じように141回成功しながら，658万円分の価値しか生み出していない．先ほどの696万円に比較すると，生み出した価値は少ない．

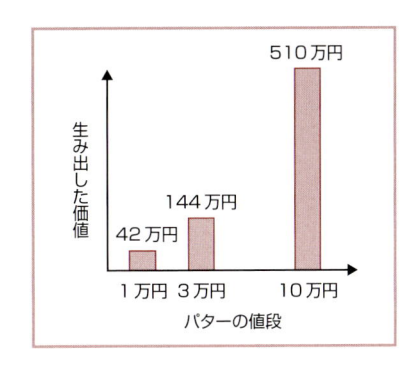

このように，平均の成功回数は等しくても，1万円のパターよりは3万円のパター，3万円のパターよりは10万円のパターを使ったときの成功確率が高いほうが，「300回のパット全体の価値（T）」は大きいことになる．

χ^2分布にあてはめる

ここで，何日もこの店に通いつめて，毎日同じように300回のパットを打ったとする．もしもパターの値段にかかわらず本来のパットの成功確率が47％で一致しているとすると，「300回のパット全体の価値」のヒストグラムは，658万円をピークとする左右対称の分布となり，正規分布に類似する．

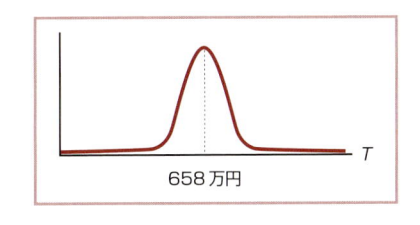

正規分布ということであるから，χ^2検定を思い出してみよう．ピークの658万円から離れれば離れるほど，本来は成功確率が一定であるのにTの値が"偶然"その値をとる可能性は低くなる．χ^2検定では，95％の確率でその範囲に収まるという「95％の範囲」を算出し，この範囲を超えたときに本来の仮定（この場合，もともとTの値は658万円であるという仮定）が間違っている可能性が高いと判断した．

その際，χ^2検定では，実際の値

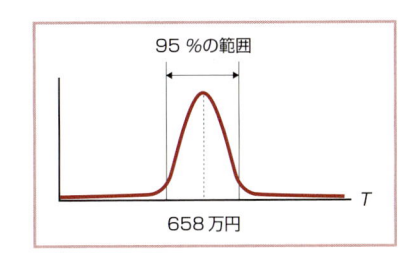

と期待値の差の2乗を，T の分布の分散（標準偏差の2乗）で割った値が，χ^2 分布（右図）に従うことを利用した．同じことを今回の例に当てはめてみると，T の期待値（この場合658万円）を $E(T)$，T の分散（標準偏差の2乗）を $V(T)$ とし，

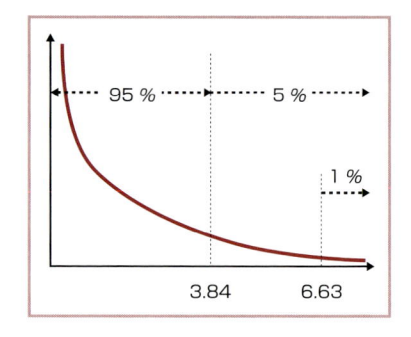

$$\frac{\{T - E(T)\}^2}{V(T)} = \chi^2_{\text{trend}}$$

とおくと，χ^2_{trend} は χ^2 分布に従うので（χ^2_{trend} の意義については後で詳述），これが3.84を超えれば「95%の範囲」を超えたと判断できることになる！

T（全体の価値）の計算

さて，T の算出式を一般化してみよう．先ほど行った計算は，各パターごとに「出費」と「成功回数」を掛け合わせて，それを合計した．ここで，「出費」を「score」とよび，それぞれのパターごとの score を a_i とする．また，各パターごとの成功回数を n_{i1} とすると，T は $n_{i1}a_i$ の合計であるから，

$$T = \sum n_{i1}a_i$$

となる．

ところで，実はこのとき「暗黙の了解」として，パットの「成功」の場合を1，「失敗」の場合を0として，パットの成功・失敗にも「score」をつけていることにお気づきだろうか．たとえば，パットが失敗でも，「参加することに意義がある」とばかりに失敗パットにも0.5点を与えることも，可能といえば可能である．その意味では，より厳密には

$$T = \sum n_{ij}a_i y_j = 696$$

となり，この計算は下の図で表すことができる．これは，図のようなⒶⒷⒸの3枚のカードを重ね合わせて，上から下へ，それぞれ対応するマスの数字を掛け合わせた数字をⒹのカードに書き入れ，このカードのすべての数字の和を求めたとイメージするとわかりやすい．

$E(T)$（Tの期待値）の計算

次に，Tの期待値$E(T)$は，すべてのパターを使った際の平均成功率$\bar{y}$をまず算出し，これをそれぞれのパターごとのパットの回数（この場合どのパターも100回ずつ）に掛けて各パターごとの期待成功回数を出し，それぞれにscoreを掛け合わせて総和を求めて算出した．

ここで，$\bar{y}$はどのように算出しただろうか？ 通常は，単純にすべての成功パットの回数を，すべての試行パットの回数で割って出すだろう．しかし，ここでも実は，パットの「成功」の場合を1，「失敗」の場合を0とする「暗黙の了解」を使っている．より正確には，先の3枚のカードのうちⒶⒷの2枚のみを重ね合わせ，それぞれ対応するマスの数字を掛け合わせた数字をⒹのカードに書き入れ，このカードのすべての数字の和を求め

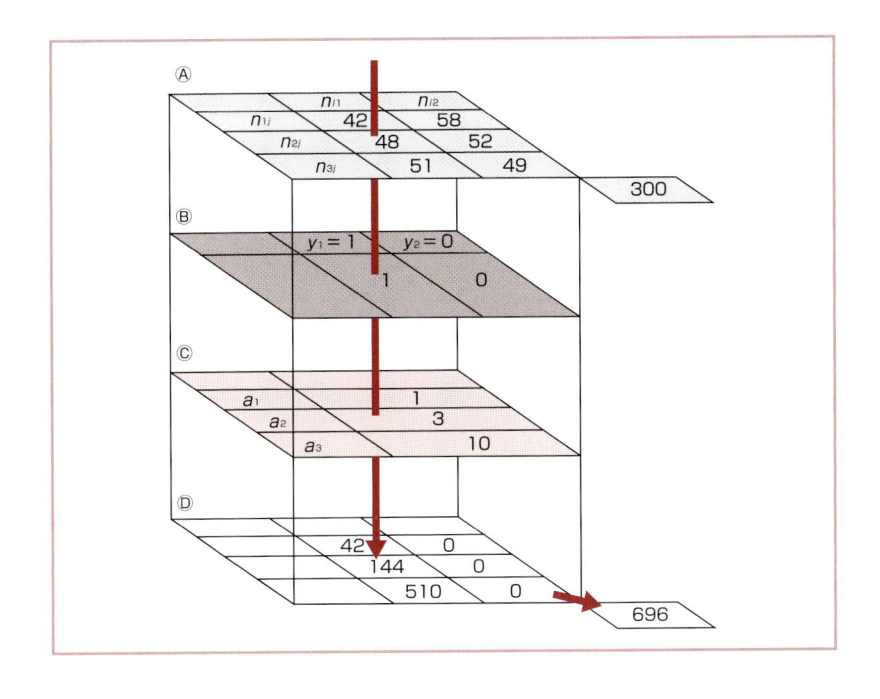

3　M CocA-CoLA 論文で使われる統計

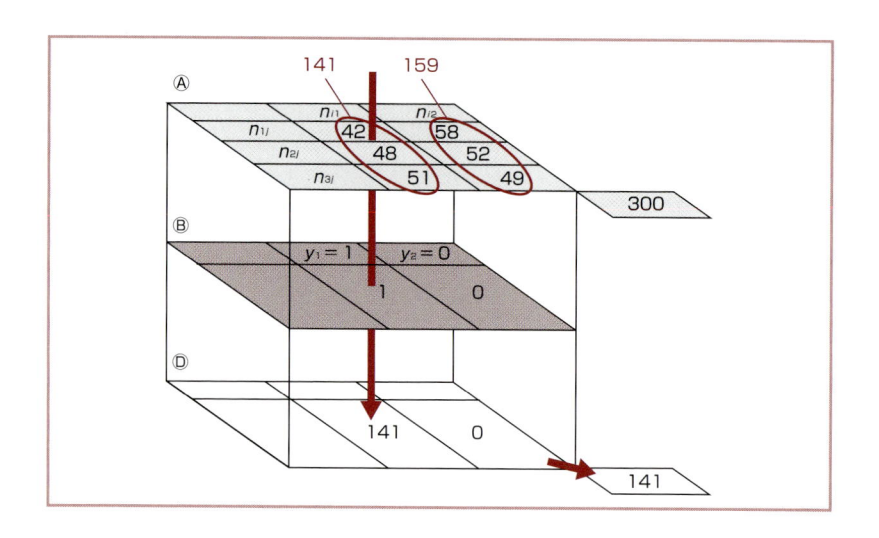

ると，300回全部で稼いだyのスコアの和が得られるので，これをすべての試行パット回数（300回）で割ればよい．

この計算を一般化すると，

$$\bar{y} = \frac{\sum n_{ij} y_j}{N} = \frac{141}{300} = 0.47$$

となる．まったく同じように，使ったパターごとのスコア（1万円，3万円，10万円）の，パット1回当たりの平均値を$\bar{a}$とすると，今度はⒶⒸの2枚を重ね合わせて計算すればよく（101ページ上図），

$$\bar{a} = \frac{\sum n_{ij} a_i}{N} = \frac{1400}{300} = 4.67$$

である．この$\bar{y}$と$\bar{a}$を用いると，$E(T)$は次の式で算出できる．

$$E(T) = N \cdot \bar{a} \cdot \bar{y} = 300 \times 4.67 \times 0.47 = 658$$

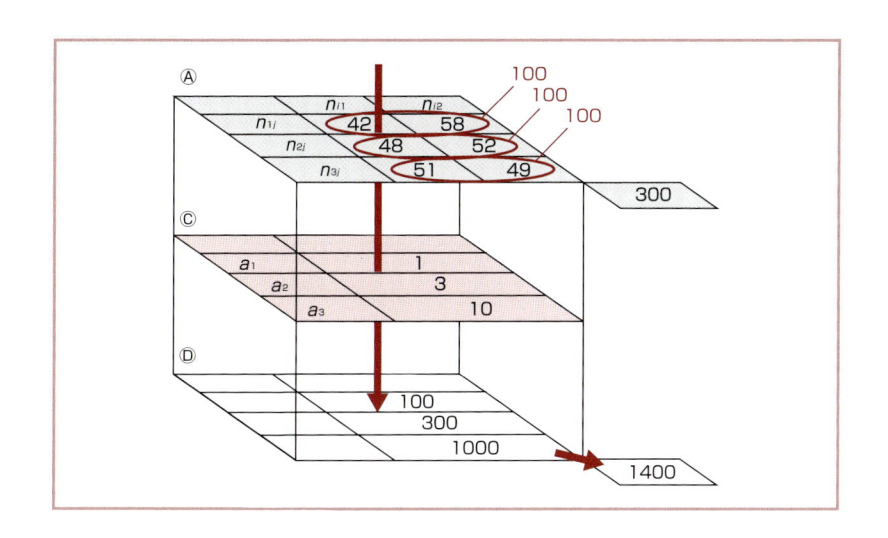

χ^2_{trend} は a と y の相関係数と N の数で決まる!

さあ,いよいよ問題の $V(T)$ に移ろう.現在話題の中心となっている T は,a および y という,2つの score の積を,それぞれの頻度で重み付けした総和であるから,V_a を a の(重み付け)分散,V_y を y の(重み付け)分散とすると,$V(T)$ は両者の積を中心とした次の式で表される.

$$V(T) = (N-1) \cdot V_a \cdot V_y$$

$$\text{ただし,} V_a = \frac{1}{N-1} \sum n_{ij}(a_i - \bar{a})^2, \quad V_y = \frac{1}{N-1} \sum n_{ij}(y_j - \bar{y})^2$$

である.ところで,a と y の(重み付け)共分散 Cov_{ay} [*4] の計算式は,

[*4]: a と y が独立しているとき,$(a_i - \bar{a})(y_j - \bar{y})$ は正負いろいろで,その和は正負が打ち消し合って $|\Sigma(\ )(\ )|$ は小さくなる.一方,a と y の間に一定の関係があるとき,$(a_i - \bar{a})(y_j - \bar{y})$ は正負一方に偏るので,$|\Sigma(\ )(\ )|$ は大きくなる.したがっておのおのの平均値との差を掛け合わせた数字の(それぞれの頻度で重み付けした)和の絶対値は,a と y の間に一定の関係があると大きくなる.このことから,(重み付け)共分散は2つの変数がどの程度連動しているのかを表す指標となる.

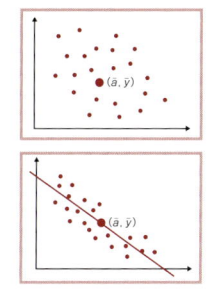

$$Cov_{ay} = \frac{1}{N-1}\sum n_{ij}(a_i - \bar{a})(y_j - \bar{y})$$

であるので，

$$T - E(T) = \sum n_{ij}a_i y_j - N \cdot \bar{a} \cdot \bar{y} = \cdots\cdots \text{（難解につき省略）}$$
$$= \sum n_{ij}(a_i - \bar{a})(y_j - \bar{y}) = (N-1) \cdot Cov_{ay}$$

となり，したがって

$$\chi^2_{\text{trend}} = \frac{\{T - E(T)\}^2}{V(T)} = \frac{\{(N-1) \cdot Cov_{ay}\}^2}{(N-1) \cdot V_a \cdot V_y} = (N-1) \times \frac{Cov_{ay}^2}{V_a \cdot V_y}$$

となる．ここで実は，a と y の相関係数 r は，

$$r = \frac{Cov_{ay}}{\sqrt{V_a}\sqrt{V_y}}$$

で表されるから，

$$\chi^2_{\text{trend}} = (N-1) \cdot r^2$$

となる！ そう，χ^2_{trend} は，a と y の相関係数の2乗と，N の数で決まる関数なのだ．

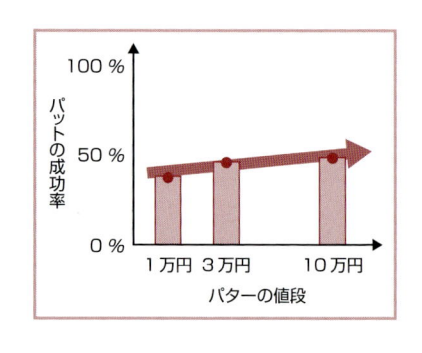

つまり，こういうことになる．T の値が「偶然の確率」の範囲に収まっているかどうかを検討する χ^2_{trend} の検定は，右上図の棒グラフの各棒の上端を各点とする散布図に引かれた回帰直線の傾きが，0 であるか否かを検定していることに等しい．今回の例でいえば，

> パターの値段が上がるに従ってパットの成功率が上がる**傾向（トレンド）**があるのかどうか

を検定するものということになる．

「傾向の検定」と「直線性の検定」

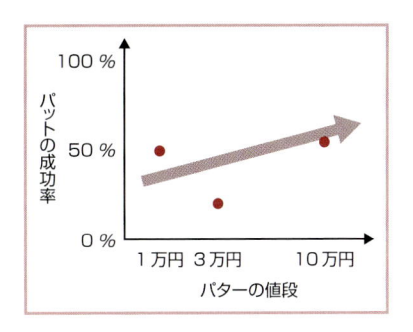

　ところが，ここでひとつ問題がある．たとえば次ページ上の図のような場合でも，相関係数は計算すれば出るし，N の数が多ければ有意にもなりうる．しかし，これによって「直線傾向」があるということに無理があることは明らかだ．そこで，この「直線」への「収まりの良さ」を検討する必要があり，ほどよく収まっているという結果が得られて初めて，「直線傾向」があるということができる．

　ここで非常に役立つのは，χ^2 値は足し合わせることができるという事実である．通常の χ^2 検定では，パットの成功する確率はパターの値段にかかわらず一定と考えて期待値を算出し，実際に出た数と期待値との差（Δ）の 2 乗を期待値で割った値の総計を算出する．

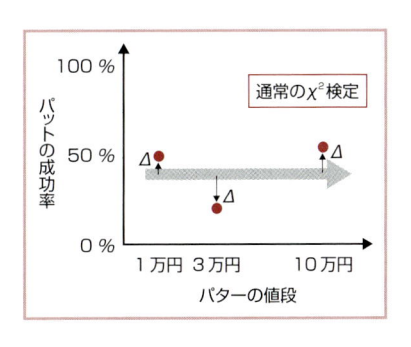

　この通常の χ^2 は，次のような 2 つの成分に分けて考えることができる．

① 観測された点を基にした実際の相関直線の傾きが，本来は傾き 0 の直線（パットの成功率はパターの値段とは無関係）からみて「**偶然の範囲**」で説明できるかどうかを検定する部分（傾向検定）

　　$\Rightarrow \chi^2_{\text{trend}}$

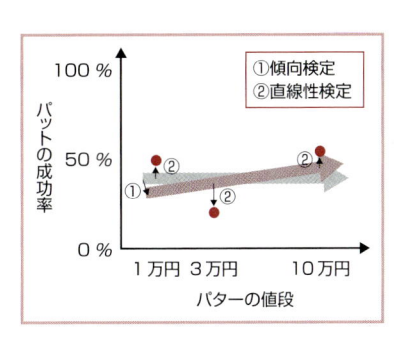

② 観測された各点の相関直線からのばらつきが，「**偶然の範囲**」で説明可能かどうかを検定する部分（直線性の検定）

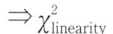

　　$\Rightarrow \chi^2_{\text{linearity}}$

3　M CocA-CoLA 論文で使われる統計

ここで,

$$\chi^2 = \chi^2_{\text{trend}} + \chi^2_{\text{linearity}}$$

であるので, $\chi^2_{\text{linearity}}$ は通常の χ^2 値を算出して, そこから χ^2_{trend} を差し引くことで算出できる.

ここで, $\chi^2_{\text{linearity}}$ は十分に小さな値をとる必要があることに注意してほしい. 大きな値をとるということは, 直線への収まりが悪いことになってしまうからである. つまり, ここで χ^2 分布表を参照したら, 少なくとも「95 % の範囲」内に収まっている必要がある. ただし, 「95 % の範囲」に収まっていたとしても, それは直線性を証明したわけではなく, あくまで「直線性が否定されなかった」にすぎない.

なお, 今回のようにパターの値段によって 3 つのグループに分けた場合の $\chi^2_{\text{linearity}}$ は, これまでに用いてきた χ^2 分布に従うことでよいが, 4 つ以上のグループに分けた場合の $\chi^2_{\text{linearity}}$ を検討する際には, 「自由度 (d.f.)」が「グループ数 $-$ 2」の χ^2 分布を参照する必要がある. 実は, これまでに用いてきた χ^2 分布は, 自由度 (d.f.) = 1 のそれである. 「自由度」については, 本書では本項のみでふれるにすぎないので, 詳しい解説は別書に譲る.

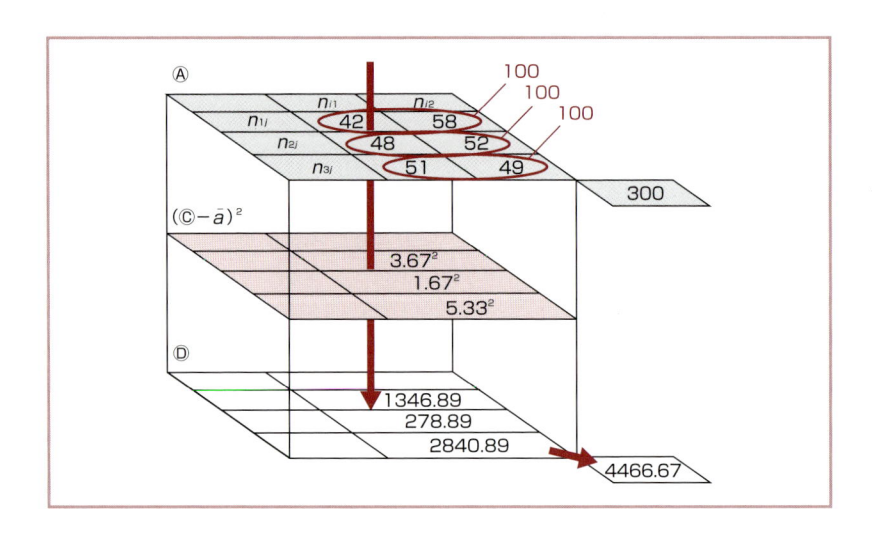

$V(T)$（T の分散）の計算

さて，$V(T)$ の計算に戻ろう．すでに $\bar{a}$ と $\bar{y}$ は出ているので，これを利用すればよいだろう．まず

$$V_a = \frac{1}{N-1} \cdot \sum n_{ij}(a_i - \bar{a})^2$$

だが，ここでももちろん，$(Ⓒ - \bar{a})^2$ というカードを使うことも不可能ではない．この方法で計算すると，

$$V_a = \frac{4466.67}{N-1}$$

となる．同様に，$(Ⓑ - \bar{y})^2$ というカードを使えば，

$$V_y = \frac{1}{N-1} \cdot \sum n_{ij}(y_j - \bar{y})^2 = \frac{74.73}{N-1}$$

となる．よって，

$$V(T) = (N-1) \cdot V_a \cdot V_y = (N-1) \cdot \frac{4466.67}{N-1} \cdot \frac{74.73}{N-1}$$

$$= \frac{4466.67 \times 74.73}{300 - 1} = 1116.37$$

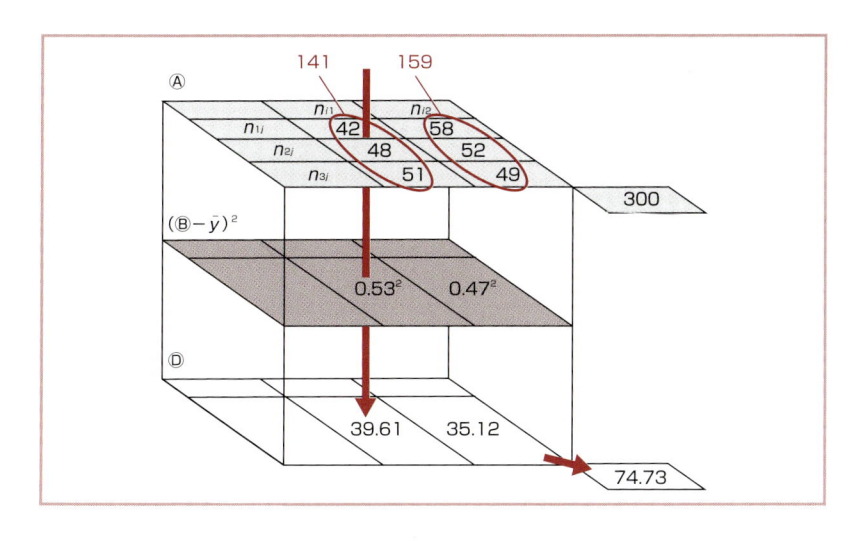

3　M CocA-CoLA 論文で使われる統計

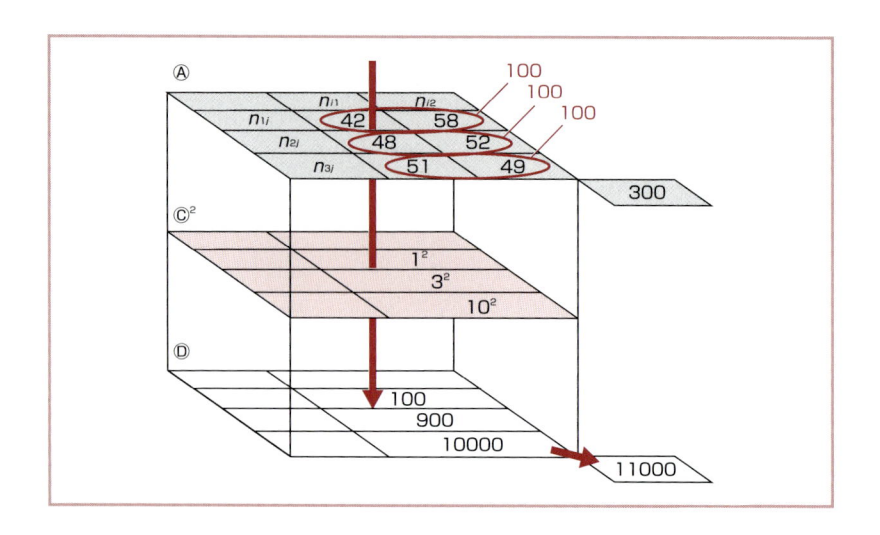

である．それにしても，計算機とメモでも計算は可能とはいえ，ちょっと面倒だ．もう少し工夫してみよう．

$$V_a = \frac{1}{N-1} \sum n_{ij}(a_i - \bar{a})^2 = \cdots\cdots (難解につき省略)$$

$$= \frac{1}{N-1}\left\{\sum n_{ij}a_i{}^2 - \frac{\left(\sum n_{ij}a_i\right)^2}{N}\right\}$$

と書き換えると，$\sum n_{ij}a_i$ は $\bar{a}$ のときにすでに計算したものが使える．$\sum n_{ij}a_i{}^2$ の計算は，Ⓒ^{2} のカードを使うことになるから，(Ⓒ$-\bar{a}$)^2 の計算よりは少し楽かもしれない．

$$V_a = \frac{1}{N-1}\left\{\sum n_{ij}a_i{}^2 - \frac{\left(\sum n_{ij}a_i\right)^2}{N}\right\}$$

$$= \frac{11000 - \frac{1400^2}{300}}{N-1} = \frac{4466.67}{N-1}$$

同様に，

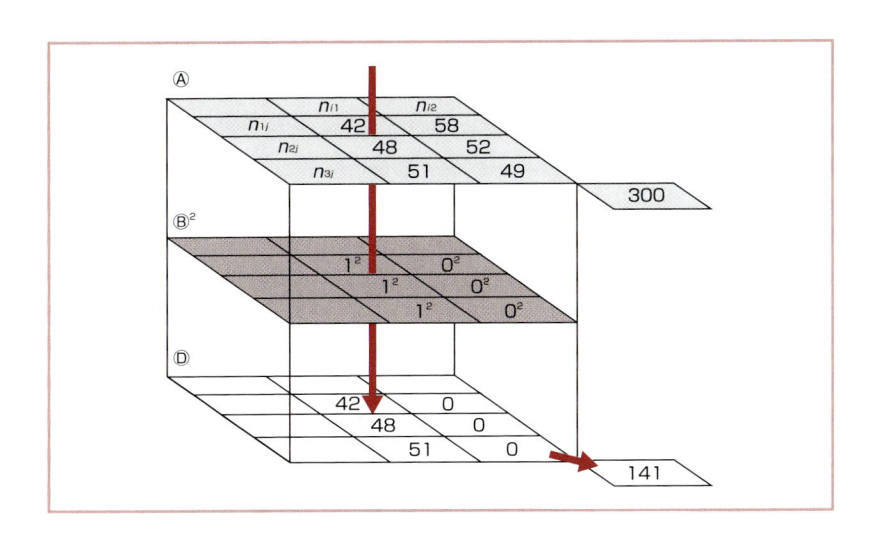

$$V_y = \frac{1}{N-1} \cdot \sum n_{ij}(y_j - \bar{y})^2$$

$$= \cdots\cdots \text{（難解につき省略）}$$

$$= \frac{1}{N-1}\left\{\sum n_{ij}y_j^2 - \frac{\left(\sum n_{ij}y_j\right)^2}{N}\right\}$$

$$= \frac{141 - \dfrac{141^2}{300}}{N-1} = \frac{74.73}{N-1}$$

となる．小数点以下の計算がない分，いくらか楽ではないだろうか．

最後に，

$$\chi_{\text{trend}}^2 = \frac{\{T - E(T)\}^2}{V(T)} = \frac{(696 - 658)^2}{1116.37} = \frac{38^2}{1116.37} = 1.29$$

となり，χ_{trend}^2 は「95 % の範囲」に収まっているものと判定された．つまり，あなたの300回のパットの結果からは，高価なパターを買ってもパットが入る確率が上がると言うことはできないようだ．

3 M CocA-CoLA 論文で使われる統計

複数の層をまとめて傾向検定

さて，ずいぶんと長い解説となったが，これが一般的な傾向（トレンド）検定の手法である．今回はパターの種類は3種類，結果は「成功」と「失敗」の2種類であったから，3×2表の傾向（トレンド）分析であったが，列や行がさらに多くても対応可能である．どういうわけか，この解析手法には定まった呼び名がないようだ．ところが面白いことに，この傾向（トレンド）検定を複数の層にまたがって統合して行う統計手法には，拡張Cochran-Mantel-Haenszel検定（Extended Cochran-Mantel-Haenszel test）という立派な名称がある．あるいは，拡張Mantel検定（Mantel Extension test）ともよばれるが，逆に「この拡張Mantel検定は層が1つの場合にも用いることができる」という説明をされる統計家もいるらしい．

複数の層にまたがるデータを統合するとは，具体的には，たとえば，あなたと同じように5人の客がそれぞれに3本のパターを用いてパットを打ってみて，それらのすべてのデータを統合して，値段の高いパターほどパットが成功しやすいのかどうかの結論を出すことが考えられる．この場合，層は5つできることになる．この解析を一般式で表すと，1〜kの層があるとき，

$$\chi^2_{\mathrm{ME}} = \frac{\left\{\sum_{h=1}^{k} T_h - \sum_{h=1}^{k} E(T_h)\right\}^2}{\sum_{h=1}^{k} V(T_h)}$$

となる．この χ^2_{ME} の値をおなじみの χ^2 分布のグラフにあてはめ，3.84を超えていれば，「偶然の範囲」を超えて，値段の高いパターほどパットが成功しやすいといえることになる．

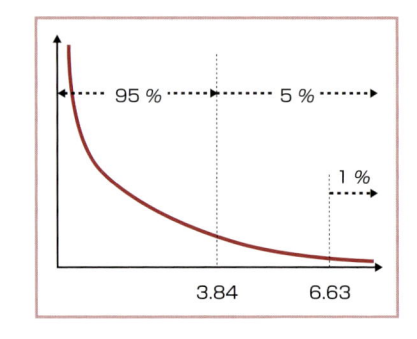

■ Cochran-Armitage 検定

先ほどのパターの問題をもう一度考えてみよう．ずいぶんと面倒な計算をしたが，「失敗」の場合のスコアが 0 であり，どんな数字も 0 をかければ 0 だから，もっと一般式は簡略化できそうな気がした人もいるだろう．Cochran-Armitage 検定は，このように結果が「あり」と「なし」の 2 種類のみに分かれる場合の傾向（トレンド）検定である．

ここで，「成功」のとき $y=1$，「失敗」のとき $y=0$ であり，また「成功」の回数は $N \cdot \bar{y}$，「失敗」の回数は $N \cdot (1-\bar{y})$ だから，

$$\sum n_{ij}(y_j - \bar{y})^2 = N \cdot \bar{y} \cdot (1-\bar{y})^2 + N \cdot (1-\bar{y}) \cdot (0-\bar{y})^2$$
$$= N \cdot \bar{y} \cdot (1-\bar{y})\{(1-\bar{y}) + \bar{y}\}$$
$$= N \cdot \bar{y} \cdot (1-\bar{y})$$

となり，

$$V_y = \frac{1}{N-1} \cdot \sum n_{ij}(y_j - \bar{y})^2$$
$$= \frac{N}{N-1} \cdot \bar{y} \cdot (1-\bar{y}) \fallingdotseq \bar{y} \cdot (1-\bar{y})$$

として計算可能である．パットの例で計算すると

$$V_y = \bar{y} \cdot (1-\bar{y}) = 0.47 \times 0.53 = 0.2491$$

となり，

$$V(T) = (N-1) \cdot V_a \cdot V_y = (N-1) \times \frac{4466.67}{N-1} \times 0.2491$$
$$= 4466.67 \times 0.2491 = 1112.65$$

と，先ほどの計算と非常に近い値となっている．また，$y_1 = 1$, $y_2 = 0$ であることから

$$\sum n_{ij}a_i y_j = \sum n_{i1}a_i y_1 + \sum n_{i2}a_i y_2 = \sum n_{i1}a_i$$

であり，さらにまた

$$\bar{a} = \frac{\sum n_{ij}a_i}{N}, \quad \bar{y} = \frac{\sum n_{ij}y_j}{N} = \frac{\sum n_{i1}y_1 + \sum n_{i2}y_2}{N} = \frac{\sum n_{i1}}{N}$$

であることから

$$N \cdot \bar{a} \cdot \bar{y} = N \cdot \frac{\sum n_{ij}a_i}{N} \cdot \frac{\sum n_{i1}}{N} = \frac{\sum n_{i1} \times \sum n_{ij}a_i}{N}$$

したがって

$$T - E(T) = \sum n_{ij}a_i y_j - N \cdot \bar{a} \cdot \bar{y}$$

$$= \sum n_{i1}a_i - \frac{\sum n_{i1} \times \sum n_{ij}a_i}{N}$$

である．$\sum n_{i1}$ は成功パットの総回数（141），$\sum n_{ij}a_i$ は $\bar{a}$ の際に計算した（1400）．

Cochran-Armitage 検定の計算式をまとめると，

score a_i	成功数 n_{i1}	試行数 n_{i+}	$n_{i1}a_i$	$n_{i+}a_i$	$n_{i+}a_i^2$	成功率
1	42	100	42	100	100	
3	48	100	144	300	900	0.47
10	51	100	510	1000	10000	
	141	300	696	1400	11000	$\bar{y} = \frac{\sum n_{i1}}{N}$
	$\sum n_{i1}$	N	$\sum n_{i1}a_i$	$\sum n_{ij}a_i$	$\sum n_{ij}a_i^2$	
	α		β	γ	δ	

$$\chi^2_{\text{trend}} = \frac{\{T-E(T)\}^2}{V(T)} = \frac{\left(\sum n_{i1}a_i - \dfrac{\sum n_{i1} \times \sum n_{ij}a_i}{N}\right)^2}{\bar{y} \cdot (1-\bar{y})\left\{\sum n_{ij}a_i^2 - \dfrac{(\sum n_{ij}a_i)^2}{N}\right\}}$$

$$= \frac{\left(\beta - \dfrac{\alpha \times \gamma}{N}\right)^2}{\bar{y} \cdot (1-\bar{y})\left(\delta - \dfrac{\gamma^2}{N}\right)}$$

となる．パターの場合では，

$$\chi^2_{\text{trend}} = \frac{\left(696 - \dfrac{141 \times 1400}{300}\right)^2}{0.47 \times (1-0.47) \times \left(11000 - \dfrac{1400^2}{300}\right)}$$

$$= \frac{(696-658)^2}{0.47 \times (1-0.47) \times 4466.67} = 1.30$$

となる．これが χ^2 分布に従うことは，拡張 Mantel 検定となんら変わりはない．

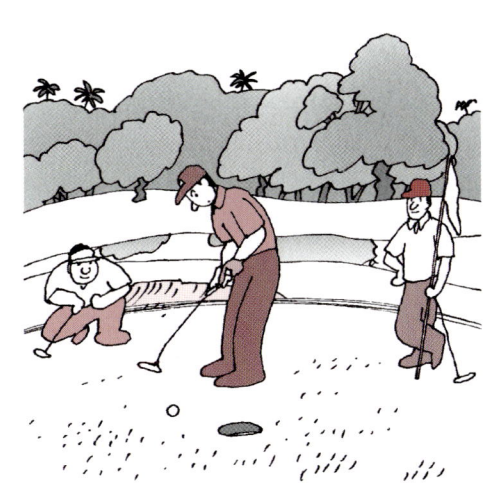

■ オッズとオッズ比

　100人がいっせいにロデオマシーンに乗り，5分間のロデオ合戦を行うとしよう．このロデオマシーンが，100人のうち40人を振り落としたとすれば，乗り続けた人は60人いたことになる．

　ここであなたが，ある一人が振り落とされるほうに100円を賭けたとする．ロデオ大会に参加する100人のロデオの腕がまったく同じだと仮定すると，あなたが賭けた一人が振り落とされる可能性は，乗り続ける可能性と比べて40/60 ≒ 0.67倍だ．だから，あなたが賭けに勝った場合，100円しか受け取らなかったら不公平になってしまう．そこで，配当金額を100円の1/0.67 ≒ 1.5倍，すなわち150円に設定すれば，あなたにとっても胴元にとっても公平な賭けとなるだろう．

　ここで登場した2種類の「倍率（オッズ）」のうち，0.67倍という数字を「**的中倍率**」ないし「**的中オッズ**」，1.5倍という数字を「**配当倍率**」ないし「**配当オッズ**」とよぶ．一般に医学の世界で「オッズ」といえば「**的中オッズ**」を，賭け事の世界で「オッズ」といえば「**配当オッズ**」を指す[*5]．

> ポイント：公平な賭けならば
> 　　　　「**的中オッズ**」×「**配当オッズ**」= 1
> となる

　ところで，このロデオ大会の例は，100人全員が同じ確率で振り落とされると仮定したが，現実の世界ではそのようなことはありえない．たとえば，ロデオマシーンにより長く乗っていられるという触れ込みの馬具が開発され，一部の騎手がこれを使用していたとしよう．この馬具が本当にロデオに影響があるのかどうかを試すためには，この100人にこの馬具をつけてもらい，再びロデオ合戦を行うことになる．その結果，振り落とされた人が40人から20人に減り，最後まで乗り続けた人が60人から80人へ

[*5]： 現実の賭け事では，「**的中オッズ**」は売れた馬券の数を他の馬に賭けた馬券の数で割ったものとなり，また「**配当オッズ**」は胴元の儲け分として17〜25%が差し引かれている．

増えたとすると，今回の「**的中オッズ**」は 20/80 = 0.25 だ．つまり，この新開発の馬具は，「**的中オッズ**」を 0.67 倍から 0.25 倍へと，0.25/0.67 = 0.373 [*6] 倍に減らす効果があったことになる．この 0.373 倍という数字を，倍率の比だから「**倍率比**」，すなわち「**オッズ比**」とよぶ．下のような表で表せば，オッズ比は 4 つの欄の中の数字を，**タスキ掛け**して割った数字となる．

		新開発馬具の使用		
		あり	なし	オッズ比
落馬	あり	α 20	γ 40	
	なし	β 80	δ 60	
的中オッズ		α/β = 0.25	γ/δ = 0.67	$(\alpha/\beta)/(\gamma/\delta)$ = $\alpha\delta/\beta\gamma$ = 0.373

ここで賢明なあなたは，**オッズ比**などという数字をもち出さなくとも，新開発の馬具の効果を表すのなら，的中率が 4 割から 2 割へと 0.5 倍に減ったといえばよいではないかと思われたことだろう．まったくそのとおりだし，そのほうがわかりやすい．では，次のようなシチュエーションではどうだろう？

先ほどの 100 人が，それぞれに新開発の馬具を使うか使わないかを自由に選び，いっせいにロデオマシーンに乗ったとしよう．しかも，あなたは忙しくて，100 人すべてを調査することができない．そこで，とにかく振り落とされた人 10 人と，乗り続けた人 15 人を選んで，彼らが新開発の馬具を使っていたかどうかを尋ねた．その結果，振り落とされた人 10 人のうち **6** 人と，乗り続けた人 15 人のうち **12** 人が新開発の馬具をつけていた

[*6]: 正確に計算すると，

$$\frac{\frac{20}{80}}{\frac{40}{60}} = \frac{\frac{1}{4}}{\frac{2}{3}} = \frac{1 \times 3}{4 \times 2} = 0.375$$

となる．

とする．振り落とされた人全体の数はわからないから，全体で10人のa倍いたとすると，振り落とされた人のうち，新開発の馬具をつけていた人αが$6a$人，馬具をつけていなかった人γが$4a$人と推定される．一方，乗り続けた人が全体で15人のb倍いたとすれば，馬具をつけていた人βは$12b$人，馬具をつけていなかった人δは$3b$人であったと推定できる．

では，この数字を用いて**的中率**を計算してみよう．馬具をつけていた騎手が落馬する確率は$\alpha/(\alpha+\beta)$だから$6a/(6a+12b)$，馬具なしの騎手が落馬する確率は，$\gamma/(\gamma+\delta)$だから$4a/(4a+3b)$だ．これはどう通分しようとも，最後までaやbが残ってしまい，数字で表すことはできない．

一方，オッズ比はどうか．馬具をつけていた人の「**的中オッズ**」はα/βだから$6a/12b$となり，馬具をつけていなかった人の「**的中オッズ**」はγ/δだから$4a/3b$だ．で，「**オッズ比**」を計算するには，馬具をつけていた人の「**的中オッズ**」を，馬具をつけていなかった人の「**的中オッズ**」で割ればよいから，分子にも分母にもあるaやbが通分されて消え，結局$(6\times3)/(4\times12)=0.375$倍となり，単にそれぞれの人数をあてはめて**タスキ掛け**したのと同じ結果となる！

		新開発馬具の使用		
		あり	なし	
落馬	あり	α　$6a$	γ　$4a$	オッズ比
	なし	β　$12b$	δ　$3b$	
的中オッズ		α/β $=6a/12b$	γ/δ $=4a/3b$	$(\alpha/\beta)/(\gamma/\delta)$ $=(6\times3)/(4\times12)$ $=0.375$

つまり，「オッズ比」の利点とは，**異なる結果となった一部のサンプルを調べることで，「オッズ比」が推定できる**点にある．しかし，実は「オッズ比」には，もう一つ重要な利点があるのだ．

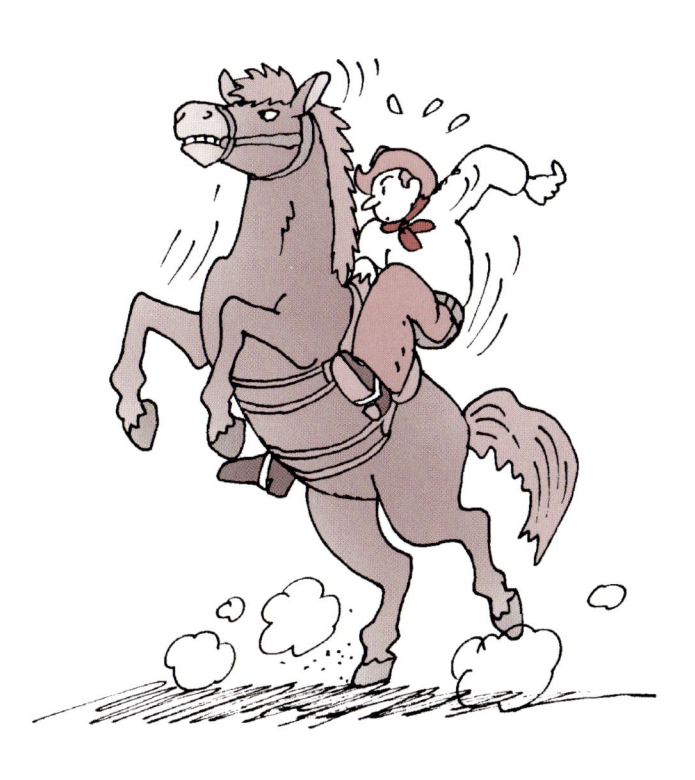

■ 多重ロジスティック回帰分析

さて，ロデオの経験年数によっても，ロデオの腕は大きく異なるだろう．そこで，横軸に経験年数，縦軸に振り落とされる確率（p）をとって，グラフを描いてみよう．1年や2年のロデオ歴では，ほとんどの場合に振り落とされてしまうかもしれないが，その後3年目以降になると，次第に振り落とされる確率が減少しだすようになる．こうして次第にグラフは急カーブを描いて下降するが，ロデオの腕はある一定のレベルに達するとそれ以上の上達は難しくなるから，次第にグラフはまた水平に近づいていく．

このグラフを，数式で表すことは難しい．そこで次に縦軸を**オッズ**で表してみるとどうだろう．

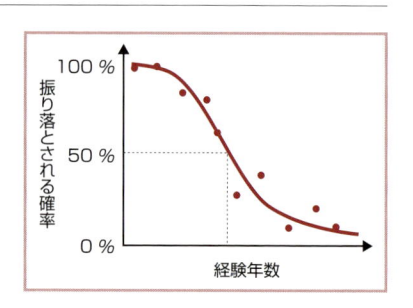

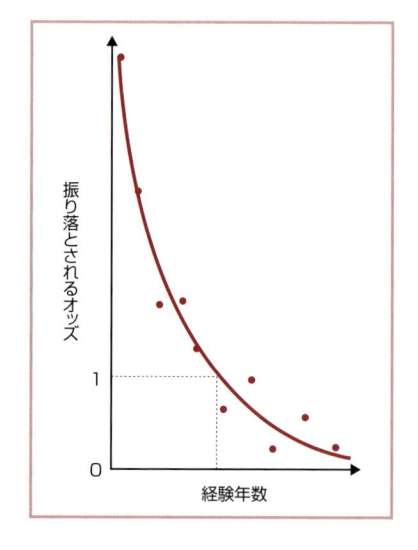

$$\text{オッズ} = \frac{\text{振り落とされる確率}}{\text{振り落とされない確率}} = \frac{p}{1-p}$$

であるが，確率100 % の**オッズ**は∞倍，確率0 % の**オッズ**は0倍だから，右図のようなグラフとなる．ここでこのグラフを，縦軸を **log** 目盛としたグラフ用紙に描いてみよう．驚くなかれ，グラフはほぼ直線となる（直線に「**回帰**」する）．

$$\log \frac{p}{1-p} = b_0 + b_1 x$$

そう，「オッズの log」（ロジット）は，経験年数と直線に近い関係がある．これは非常に重要な事実だ．なぜなら，たとえば経験年数が1年増すごとに，**オッズの log がいくら減少するかを計算することができる**からだ．つまり，**連続する測定値を用いてオッズの log のグラフを描けば，その単位ごとの「オッズ比」を算出することが可能**となるのだ．これこそが，「オッズ比」のもう一つの利点なのだ．

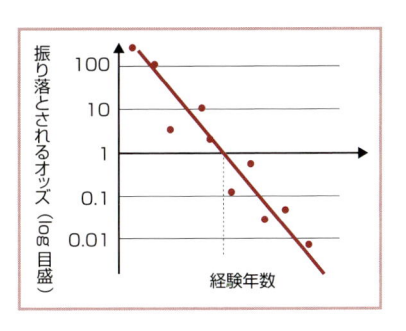

　ところで，この回帰直線のパラメーターである b_0 や b_1 は，どうやって算出するのだろうか？

◆ロジット回帰式の最尤推定

　ある一人の参加者（参加者には1から n までの番号が振られているとして，i 番目の参加者としよう）について，経験年数 x_i 年と，この参加者が振り落とされる確率 p_i との関係は，前述のように

$$\log \frac{p_i}{1-p_i} = b_0 + b_1 x_i$$

で表される．これを変形すると，

$$\frac{p_i}{1-p_i} = e^{b_0+b_1 x_i}$$
$$\Leftrightarrow p_i = (1-p_i)e^{b_0+b_1 x_i}$$
$$\Leftrightarrow (1 + e^{b_0+b_1 x_i})p_i = e^{b_0+b_1 x_i}$$

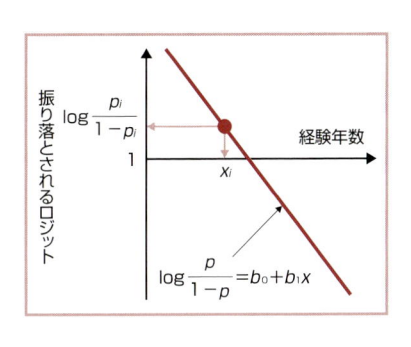

$$\Leftrightarrow p_i = \frac{e^{b_0+b_1 x_i}}{1 + e^{b_0+b_1 x_i}}$$

となる．この p_i は，i 番目の参加者が振り落とされる確率であるが，逆に振り落とされない確率は $1-p_i$ で表すことができる．

　アウトカム変数を y_i とし，「振り落とされる」場合を $y_i = 1$，「振り落と

されない」場合を $y_i = 0$ としよう．するとうまいことに，i 番目の参加者が振り落とされた場合も振り落とされなかった場合も，その結果となる確率は

$$p_i{}^{y_i} \cdot (1-p_i)^{1-y_i}$$

で一度に表すことができる．なぜなら，振り落とされた場合は $y_i = 1$ だから $1-y_i = 0$ であり，

$$p_i{}^{y_i} \cdot (1-p_i)^{1-y_i} = p_i{}^1 \cdot (1-p_i)^0 = p_i \cdot 1 = p_i$$

となるし，振り落とされなかった場合は $y_i = 0$ だから $1-y_i = 1$ であり，

$$p_i{}^{y_i} \cdot (1-p_i)^{1-y_i} = p_i{}^0 \cdot (1-p_i)^1 = 1 \cdot (1-p_i) = 1-p_i$$

となるからだ．となると，1番目から n 番目までの参加者について，それぞれ観察されたアウトカム（$y_i = 1$ または $y_i = 0$）が同時に得られる確率は，

$$p_1{}^{y_1} \cdot (1-p_1)^{1-y_1} \times p_2{}^{y_2} \cdot (1-p_2)^{1-y_2} \times \cdots \times p_n{}^{y_n} \cdot (1-p_n)^{1-y_n}$$
$$= \prod_{i=1}^{n} p_i{}^{y_i} \cdot (1-p_i)^{1-y_i}$$

の式で表される[*7]．さて，前述のように

$$p_i = \frac{e^{b_0+b_1 x_i}}{1+e^{b_0+b_1 x_i}}$$

であるから，この複雑にみえる式も，実は変数 b_0 および b_1 により定まる関数である．この関数を「尤度関数」とよび，一般に $l(b)$ の記号で表す．

ここで，たとえば b_1 を固定し，b_0 の値をいろいろ変えてみることを考えてみると，直線が y 軸を通る切片が b_0 であるから，直線の傾きを一定にしたまま，直線を上下に動かしているイメージとなる．この直線は，あ

[*7]：お察しのとおり，$\prod$ は，すべての積（掛け算）を表す記号で，すべての和（足し算）を表す $\sum$ の親戚筋にあたる．

る経験年数の参加者が，どの程度のロジットで振り落とされるかを予測する式であり，この式から実際の観測値はばらつくが，このばらついた観測値が得られる確率が最も高い直線は，散らばった点の間を縫うようにほぼ真ん中を走る直線（下図では赤線で表す）であるはずだから，横軸に b_0，縦軸に $l(b)$ をとったグラフは，上に凸のグラフとなる．この上に凸のグラフの，ちょうど頂点に対応する b_0 が得られれば，これが b_0 の「最尤推定値」となる．詳しい説明は省略するが，これは，$l(b)$ の対数 $L(b)$ をとるところがミソである．なぜなら，対数をとることにより，掛け算を足し算に変換でき，以後の計算が容易になるからだ．

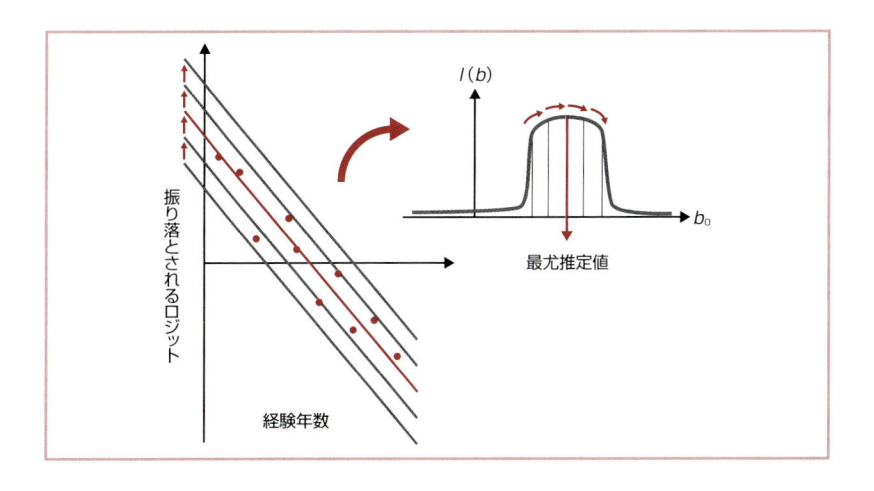

$$L(b) = \log l(b) = \log \prod_{i=1}^{n} \{p_i{}^{y_i} \cdot (1-p_i)^{1-y_i}\}$$

$$= \sum_{i=1}^{n} \log \{p_i{}^{y_i} \cdot (1-p_i)^{1-y_i}\} = \sum_{i=1}^{n} \{y_i \log p_i + (1-y_i) \log (1-p_i)\}$$

この $L(b)$ を b_0 で微分して，この値が 0 となる b_0 を計算することになる．この計算，実はコンピュータは，b_0 に適当な値を入力して $L(b)$ の計算を始め，少し b_0 をずらして $L(b)$ の計算結果の大きいほう（頂点に近いほう）を採用し，さらに b_0 をずらして結果の大きいほうを採用し，……と，次第に頂点へ近づいていき，これ以上は $L(b)$ が増えない値を見つけ出すという力技で計算することになる．もちろん，この方法にもアルゴリズムがいくつか提唱されているのだが，これはさすがに臨床医の理解の範

囲を越えてしまう（実をいえば，筆者らにもよく理解できない）．

次に，b_0 を固定して，b_1 を変えてみることを考えてみよう．今度は，切片を変えずに，直線の傾きを変えていくイメージだ．横軸に b_1，縦軸に $l(b)$ をとったグラフは，先ほどと同様に上に凸となる．このグラフの頂点に対応する b_1 を得れば，これが b_1 の「最尤推定値」である．

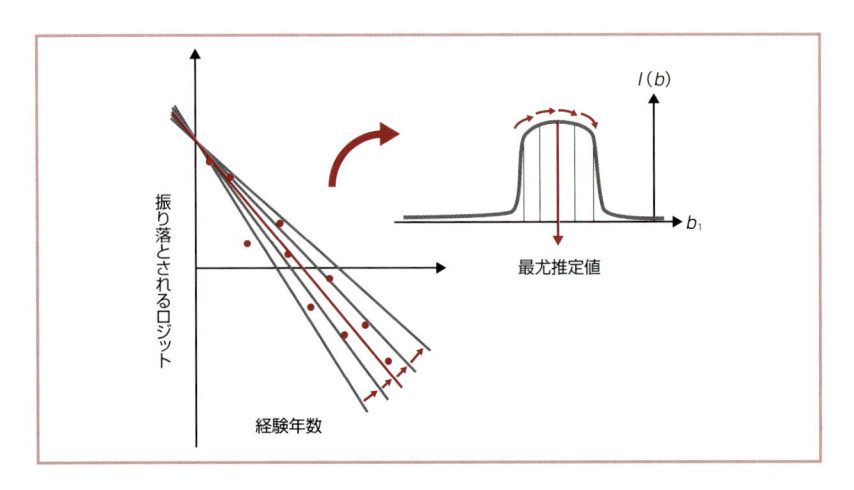

以上の統計解析を多変量に（「**多重**」に）行う解析手法が，「**多重ロジスティック回帰分析**」である．「**多重**」に「**オッズの log**」（ロジット）への「**回帰**」を行うものという意味である．「**多重ロジスティック回帰分析**」の場合は，

$$\log \frac{p_i}{1-p_i} = b_0 x_{i0} + b_1 x_{i1} + \cdots + b_n x_{in} = \sum_{j=0}^{n} b_j x_{ij}$$

ただし $x_{i0} = 1$ とする

として対数尤度関数 $L(b)$ をつくり，これを b_0, b_1, $\cdots$, b_n で微分した式が 0 となるような，b_0, b_1, $\cdots$, b_n の「最尤推定値」を算出することになる．もちろん，計算はコンピュータにお任せする以外にはないが．

4 Pair Match 論文で使われる統計

■ マッチしたペアに対する条件つきロジスティック回帰分析

ノイズのないクリアな音を楽しむには

症例対照研究（case-control study）の多くは，次のようなステップで進められる．

STEP 1 興味の対象となるイベントを発生した患者（case）を同定し，患者群をつくる．

STEP 2 これらの患者に類似した背景（なんらかの別の疾患で入院中の患者など）をもつ集団のなかから，患者群に属する患者一人ひとりについて，イベント発生に大きく影響する因子（年齢，性別など）を対応させた対照（control）を1人以上選択して対照群をつくる．

STEP 3 両群について過去の曝露因子を調査・比較することにより，イベント発生の頻度に影響しているかいないかを解析する．

「イベント発生に大きく影響する因子を対応させた」対照を「**マッチした対照（matched-control）**」とよび，患者と対照の組を「**マッチしたペア（matched-pair）**」とよぶ．患者と対照は1:1に対応している場合が多いが，1:2ないしそれ以上の場合もある．それにしてもなぜ，このように患者と対照をマッチさせるのだろうか？

オーディオ機器に用いられるドルビー社のノイズリダクション（雑音低減）システムをご存じだろうか．電気的なオーディオ機器の雑音はシャー…という比較的周波数の高い音である．そこでまず，音声を録音するとき

に，あらかじめ高音を強めに録音しておく．ノイズが発生するのは再生の際だから，再生のときには逆に高音を落としてやると，スピーカーから流れる音から高音のノイズが消えることになる．

医学的な**イベント**の「起こしやすさ」に影響する因子は，ほとんどの場合複数存在する．そのなかでも，年齢や性別などは，**イベントの起こしやすさ**への影響は比較的大きい．ドルビー・ノイズリダクション（DNR）が雑音を消し去るように，年齢や性別などの影響を消し去ってくれる方法の一つが，**マッチしたペア**を用いる方法なのである．患者と対照で，年齢や性別などの要因が同じであれば，その影響は打ち消しあって小さくなる．そうすれば，他の曝露要因の影響を検討することが容易になるのだ．

さて，対照選択の際にマッチングを行わなかったとすると，その症例対照研究の解析には，相対リスクの推定量として調整済みオッズ比が算出できる，多重ロジスティック解析を用いることが可能である．しかし，マッチした対照を用いた症例対照研究の場合，それに適した解析手法を選択する必要がある．それが，マッチしたペアに対する「**条件つきロジスティック回帰分析（Conditional Logistic Regression Analysis）**」である．

条件つきロジスティック回帰分析の考え方の要は，

①各ペアには，**そのペアに固有のイベントの発生しやすさ（イベント発生確率ないしイベント発生オッズ）**があり，ペアごとに一つの層（$n=2$）をつくる．
②曝露要因は，**全ペアで共通の一定の影響**を与える．

というものである．これを数式で表すと，ある一つのペア（層）iについて，曝露要因なしの場合を$x_i=0$，曝露要因ありの場合を$x_i=1$，イベント発生率をp_iとしたとき，

$$\log \frac{p_i}{1-p_i} = b_{0i} + b_1 x_i$$

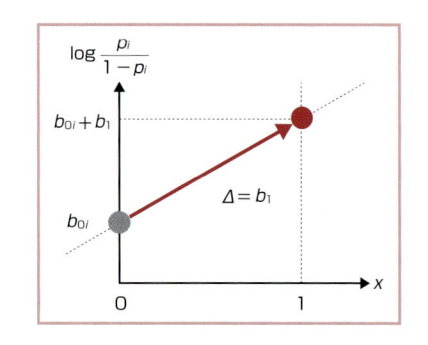

であるから,

$$p_i = \frac{e^{b_{0i}+b_1 x_i}}{1+e^{b_{0i}+b_1 x_i}}$$

となり，このときの **b_{0i} がペア i に固有の（曝露要因がない場合の）イベント発生ロジット**，**b_1 は曝露要因の影響を表す全ペアに共通の指標**である．b_1 の値はロジットの比で表されているので，e^{b_1} とすれば，曝露要因がある場合（$x_i = 1$）の，曝露要因がない場合（$x_i = 0$）に対するイベント発生に関するオッズ比（odds ratio；OR）に変換できる．

$b_1 = \log e^{b_1} = \log \mathrm{OR}_1$

∴ $\mathrm{OR}_1 = e^{b_1}$

1：1ペアがとりうる4つのパターン

さて，最も単純な1：1ペアの場合を考えてみよう．この場合，ペアの数は研究の全対象者数の半分に及ぶが，それでも一応，一つ一つのペアは「層」と考えることができる．各ペア（層）のなかでの，イベント発生の有無の組み合わせは次の4パターンしかない．

		パターン1		パターン2		パターン3		パターン4	
		イベント発生		イベント発生		イベント発生		イベント発生	
		あり	なし	あり	なし	あり	なし	あり	なし
曝露要因	あり	1	0	0	1	1	1	0	0
	なし	0	1	1	0	0	0	1	1

パターン1の2×2表について，行と列の和を書き加えると右の表のようになり，各行，各列の合計はすべて1である．ここでFisherの直接確率検定（83ページ）でやったように，行と列の和をすべて

パターン1			
		イベント発生	
		あり	なし	
曝露要因	あり	1	0	1
	なし	0	1	1
		1	1	2

1に固定してしまう（条件づけ）と，とりうるパターンはもう一つ，パターン2の場合しかない．ここで，Fisher の直接確率検定ならば，パターン1となる確率もパターン2となる確率も等しく50％ずつであると考えるところだが，実はこの場合，**パターン1とパターン2が起こる確率は等しくない！**

		パターン2		
		イベント発生		
		あり	なし	
曝露要因	あり	0	1	1
	なし	1	0	1
		1	1	2

ロジスティック回帰のモデルでは，先ほどの式をあてはめると，曝露要因「あり」の参加者にイベントが起こる（$y=1$）確率は，$x_i=1$ を代入して

$$p(x_i=1,\ y=1) = \frac{e^{b_{0i}+b_1}}{1+e^{b_{0i}+b_1}}$$

となるし，曝露要因「なし」の参加者にイベントが起こる（$y=1$）確率は，$x_i=0$ を代入して

$$p(x_i=0,\ y=1) = \frac{e^{b_{0i}}}{1+e^{b_{0i}}}$$

となる．また逆に，曝露要因「あり」の参加者にイベントが起こらない（$y=0$）確率は，$x_i=1$ を代入して

$$p(x_i=1,\ y=0) = 1 - \frac{e^{b_{0i}+b_1}}{1+e^{b_{0i}+b_1}} = \frac{1}{1+e^{b_{0i}+b_1}}$$

となるし，曝露要因「なし」の参加者にイベントが起こらない（$y=0$）確率は，$x_i=0$ を代入して

$$p(x_i=0,\ y=0) = 1 - \frac{e^{b_{0i}}}{1+e^{b_{0i}}} = \frac{1}{1+e^{b_{0i}}}$$

である．すると，列・行の和をすべて1に固定した条件下でパターン1をとる確率は

$$\frac{[パターン1となる確率]}{[パターン1となる確率]+[パターン2となる確率]}$$

$$=[p(x_i=1,\ y=1)\times p(x_i=0,\ y=0)]/[p(x_i=1,\ y=1)\times$$

$$p(x_i=0,\ y=0)+p(x_i=1,\ y=0)\times p(x_i=0,\ y=1)]$$

$$=\frac{\dfrac{e^{b_{0i}+b_1}}{1+e^{b_{0i}+b_1}}\times\dfrac{1}{1+e^{b_{0i}}}}{\dfrac{e^{b_{0i}+b_1}}{1+e^{b_{0i}+b_1}}\times\dfrac{1}{1+e^{b_{0i}}}+\dfrac{1}{1+e^{b_{0i}+b_1}}\times\dfrac{e^{b_{0i}}}{1+e^{b_{0i}}}}=\frac{e^{b_{0i}+b_1}}{e^{b_{0i}+b_1}+e^{b_{0i}}}$$

である．同様に，列・行の和をすべて1に固定した条件下でパターン2をとる確率は

$$\frac{[パターン2となる確率]}{[パターン1となる確率]+[パターン2となる確率]}$$

$$=[p(x_i=1,\ y=0)\times p(x_i=0,\ y=1)]/[p(x_i=1,\ y=1)\times$$

$$p(x_i=0,\ y=0)+p(x_i=1,\ y=0)\times p(x_i=0,\ y=1)]$$

$$=\frac{e^{b_{0i}}}{e^{b_{0i}+b_1}+e^{b_{0i}}}$$

で表される．さて，パターン3とパターン4はどうだろう．右の表のようになるが，パターン3で得られた列と行の合計（1, 1, 2, 0）を固定すると，とりうるパターンはほかにはないことがわかるだろう．パターン4でも同様だ．したがって，パターン3およびパターン4の「条件つき確率」はいずれも1となる．

しかし，いずれにしてもパター

ン1からパターン4まで，それぞれのパターンをとる条件つき確率は

$$l_k(b) = \frac{e^{b_{0i}+b_1 x_{i1}}}{\sum_j e^{b_{0i}+b_1 x_{ij}}}$$

ただし，
x_{i1} は，イベント発生ありの参加者（症例）の曝露要因の値（0または1）
x_{i0} は，イベント発生なしの参加者（対照）の曝露要因の値（0または1）

1:1ペアの尤度関数

さて，パターン1，2，3，4のペア（層）の数を，それぞれ s，t，u，v 組としよう（表参照）．すべての層で行・列を固定し，実際に観察されたパターンが同時に起こる確率は，それぞれのペア（層）ごとの確率をすべて掛け合わせればよいから，

		対照	
		曝露あり	曝露なし
症例	曝露あり	パターン3 u 組	パターン1 s 組
	曝露なし	パターン2 t 組	パターン4 v 組

$$l(b) = \prod_{k=1}^{s+t+u+v} l_k(b) = \prod_{k=1}^{s+t+u+v} \frac{e^{b_{0i}+b_1 x_{i1}}}{\sum_j e^{b_{0i}+b_1 x_{ij}}}$$

これが，1:1ペアの場合の尤度関数である．これを b_1 で微分した関数が0となるような b_1 を推定すればよいのだが，ここで問題なのは，b_{0i} が各ペアによって異なる点だ．実はこの問題をクリアするうえでとられている方法は，すべてのペアについて b_{0i} をとりあえず0に固定して計算してしまい b_1 の値を推定するという，少々乱暴な方法である．すると，

$$l(b) = \left(\frac{e^{b_{0i}+b_1}}{e^{b_{0i}+b_1}+e^{b_{0i}}}\right)^s \times \left(\frac{e^{b_{0i}}}{e^{b_{0i}+b_1}+e^{b_{0i}}}\right)^t \times 1^u \times 1^v$$

$$= \left(\frac{e^{b_1}}{e^{b_1}+e^0}\right)^s \times \left(\frac{e^0}{e^{b_1}+e^0}\right)^t \times 1^u \times 1^v$$

$$= \frac{e^{b_1 s}}{(e^{b_1}+1)^{s+t}}$$

となる．対数をとると，

$$\log l(b) = \log \frac{e^{b_1 s}}{(e^{b_1}+1)^{s+t}} = b_1 s - (s+t)\log(e^{b_1}+1)$$

この対数尤度関数が最大となる b_1 を求めればよいのだが，実は今回のように2変量の場合，

$$b_1 = \log \frac{s}{t}$$

がその正解である．

前述のように，オッズ比 OR_1 は

$$OR_1 = e^{b_1}$$

で計算できるから，興味の対象となっている曝露要因以外の独立変数がないときは，曝露要因がある場合の，ない場合に対するイベント発生に関するオッズ比は

$$OR = e^{\log s} = \frac{s}{t}$$

$$= \frac{\text{パターン1（症例のみ曝露あり）のペア数}}{\text{パターン2（対照のみ曝露あり）のペア数}}$$

となり，非常に簡単に effect size を求めることができるのである．

もちろん，さらに多くの要因で調整したオッズ比を算出する場合には，こんなに単純に b_1 を求めることはできないので，SAS，SPSS，BMDP などの統計解析用ソフトウェアを利用するとよい．

第3章
医療のツールとしての統計

1 患者中心のアウトカムから選ぶ統計手法

　ここでは，EBM を実践するうえで理解しておくとよい統計解析手法とはどのようなものなのか，理論的に（理屈っぽくではない！）考えてみよう．

■ 患者が医療を受ける目的（＝医療者が医療を提供する目的）とはなんだろうか？

　あなたが今日診察した患者たちは，なんのためにあなたの診察室を訪れたのだろうか，あるいはなんのために入院しているのだろうか？　たとえば，次のような疾患を抱える患者が医療を受ける理由は，a あるいは b のどちらだろう？

1. 高血圧の患者が降圧薬を服用するのは，
    a. 血圧を下げるため．
    b. 死亡や合併症（脳血管障害，心筋梗塞など）の可能性を低下させるため．
2. 高コレステロール血症の患者が抗高脂血症薬を服用するのは，
    a. 血清コレステロール値を下げるため．
    b. 死亡や合併症（狭心症，心筋梗塞）の可能性を低下させるため．
3. 喫煙者が禁煙のアドバイスを受けるのは，
    a. タバコをやめるため．
    b. 死亡や合併症（癌，脳血管障害，心筋梗塞，うつ病など）の可能性を低下させるため．
4. 心肺停止状態の患者が気管内挿管を受けるのは，
    a. 呼吸を管理するため．
    b. 救命のため．
5. 膝関節症の患者が人工関節置換術を受けるのは，

       a. 関節可動域を広げるため．
       b. 痛みを抑え，行動範囲を広げるため．
    6. 僧帽弁閉鎖不全症の患者が弁置換術を受けるのは，
       a. 心収縮率を保つため．
       b. 心不全症状の改善と予防のため．

 EBMでは，医療者にとって都合の良いアウトカムではなく，患者にとって意義のあるアウトカムを改善することを目的に医療を行うことが強調されている．上記の例では，いずれもbが患者にとって意義のあるアウトカムであり，医療を受ける本当の目的だ．だから，患者にとって直接役に立つ医学研究とは，どのような医療がbに挙げられたような項目の改善に役立つかを示す研究となる．

 さて，上に挙げた例で患者が求めるアウトカムは，どのような値をとりうるだろうか？　死亡は「死亡する」「生存する」，合併症は「起こる」「起こらない」の2つに1つ，○か×か，**二者択一**の転帰が，患者にとっての関心事だろう．痛みや行動範囲，心不全症状については，ステージⅠ〜Ⅳのような3つ以上のカテゴリーをとる指標や，アナログスケールやQOL指標のように連続した数字で表されるものもあるが，一般的にはまずは生命の危険や重大な健康上のイベントの有無がより重要となることが多い．つまり，**臨床疫学の結果を重視して診療を行おう（EBMを実践しよう）とすると，このように「あり」か「なし」か，二者択一のアウトカムを扱った論文を吟味することが必要となる場合が多い**ことになる．

■ 患者が（医療者が）知りたいことは何か？

 次に，このようなアウトカムを改善させたい患者（および医療者）が，知りたいことはなんだろうか？

 1. 降圧薬を服用すべきか，せざるべきか？
 2. 抗高脂血症薬を服用すべきか，せざるべきか？
 3. 禁煙すべきか，せざるべきか？
 4. 気管内挿管を受けるべきか，受けざるべきか？

5. 人工膝関節置換術を受けるべきか，受けざるべきか？
6. 僧帽弁置換術を受けるべきか，受けざるべきか？

と，ここでも二者択一となる．もちろん，

1. どの降圧薬を服用すべきか？
2. どの抗高脂血症薬を服用すべきか？
3. 行動療法か，ニコチンパッチか，ニコチンガムか，それらの併用か？

など，複数の選択肢が受ける医療の候補に挙がることもあるが，医療者のアドバイスにより多くの場合，選択肢は2～3に絞られる．このように，**臨床において医療介入を決めるために必要な情報は，介入Aと介入Bを比べるような，少数の候補の優劣に関する情報が多い**ことになる．

■ 二者択一のアウトカムの起こりやすさを比較する統計手法

　これらの事実を考慮すると，ある医療介入が，別の医療介入と比較して（あるいは医療介入なしと比較して），二者択一のアウトカムにどのような影響を与えるのかを判定する情報を与えてくれる統計手法こそが，臨床医にとって有用な手法ということになるだろう．

　前述のように，二者択一のアウトカムの代表的なものは，

- 「死亡」と「生存」
- 「合併症あり」と「合併症なし」

だ．これらの場合，「死亡」や「合併症あり」といった「好ましくない」ほうの転帰は，多くの場合，長い時間経過のなかで1人，また1人と起こってくることが大きな特徴だ．起こるよりは起こらないほうがよいし，起こるとしてもなるべく遅く起こったほうがましだ．つまり，起こるかどうかだけでなく，いつ起こるか（介入からイベント発生までの時間）も重要ということになる．このような二者択一のアウトカムを観察する研究は，

プロスペクティブ（前向き）に「医療介入A」と「医療介入B」の効果を比較する**前向き比較臨床試験**」として，イベント発生までの時間を比較することが理想的ということになる．2種類の介入の効果を解析する統計手法で，年齢や性別などの他の因子の影響を除いた，純粋な介入の効果を時間的経過を考慮して判定する（多変量解析）ものが，**Coxの比例ハザードモデル**だ．

一方，同じように二者択一の形をとりうるアウトカムでも，起こるものはすべて観察期間内に起こり，起こらないものは観察期間を過ぎてしまえばもう起こらないものもある．たとえば，心肺停止患者に対するあらゆる処置は，効果があればひとまず救命されるし，効果がなければ死亡だ．観察期間は1か月もあれば十分だろう．このように，対象者全員のアウトカムが観察可能で，アウトカムまでの経過時間の長さがあまり問題とはならない場合に用いることができる多変量解析の手法が，**多重ロジスティック回帰分析**である．

医療における，介入の効果と並ぶその他の関心事の一つとして，介入の害（副作用）についての疑問がある．頻度の高い副作用については，介入の効果を調べるための臨床試験と同様のデザイン（前向き比較臨床試験）で検討することができ，**Coxの比例ハザードモデル**を用いることになる．しかし，まれな副作用については，前向き研究で行うことは困難なので，多くの場合，「**症例対照研究**」のデザインをとることになる．この場合，イベント発生までの時間に関する情報は通常得られないから，**多重ロジスティック回帰分析**が用いられる．

また，疾病の原因に関する疑問も，特に予防医学的な観点から臨床現場で情報が必要となることが多い．この場合，疾患の原因となるかもしれない曝露因子に，実験的に曝露させることは倫理的に許されないから，「曝露あり」の群と「曝露なし」の群を観察する「**前向きコホート研究**」か，または疾病を起こした一群と起こしていない一群の過去の曝露状況を調査する「**症例対照研究**」が行われる．前向きコホート研究の解析にはCoxの**比例ハザードモデル**が用いられ，症例対照研究には**多重ロジスティック回帰分析**が用いられる．

2 統計学的有意と臨床的有意

■ 生物には「ばらつき」がある

　なぜ，医学・生物学関係の論文に統計が使用されているのだろうか．その理由は一つしかない．ヒトを含む生物の形態・行動・反応などにはすべて，「**ばらつき**」があるからだ．

　10 m の高さから同じボールを 10 回落としたとしよう．理想的な条件では地面に接地するときの速度はすべて同じになるはずだ．しかし，実際にはどうだろう．落下させる際のわずかな高さの違い，風の強さや方向，速度を測定する機械の誤差などの要因で，測定される接地時の速度は毎回同じにはならないかもしれない．

　医学・生物学の分野でも同じことがしばしば起こる．高血圧患者にカルシウム拮抗薬を処方して，血圧を下げる場合を考えてみよう．同じ量の薬を出しているのに，血圧値の下がり方にばらつきが認められることになる．

　「それはあたりまえだ，年齢も違うし性も違う，太った人もいれば痩せた人もいる，両親が高血圧の人もいればそうでない人もいる，血圧値の下がり方がばらついても不思議ではない」と読者はお感じだろう．まったくそのとおりで，個人個人がもっている個別性・特性のために，同じ薬を使っても反応が違ってくる．血圧であれば年齢，性別，体重（肥満度），遺伝的要因などが影響するかもしれない．

　物理学や化学の分野では，実験結果に影響する要因を最小限にして，結果の再現性を高めることができるかもしれない．しかし，医学・生物学の分野で生体を用いる場合は，たとえ同じ系統のネズミを用いて実験しても，すべてのネズミがまったく同じ反応を示すわけではない．まして，人間を対象とした臨床試験では，年齢や性別ぐらいは同じような人を集めることができても，体格やもっている基礎疾患，まして遺伝的背景などを同じにすることはほとんど不可能に近い．

　ところで，臨床医が本当に知りたいのは，目の前にいる自分の患者がどのような反応を示すかどうかである．しかし，多くの場合，医療行為は気

軽に試してみるわけにはいかず，1回きりの勝負だ．そこで，似たような患者についての情報を得ようとする．しかし，前述のように，生物の反応にはばらつきがあるから，似たような患者一人だけを観察してもほとんど意味がない．それを考慮に入れたうえで，「反応のみられる確率」を正確に知ろうとすれば，この世の中のすべての似たような患者を観察することが理想だ．

ところが，通常「すべての患者」を観察することはできないし，また逆に，似たような患者が同時期には世界に20人しか存在せず，ばらつきを制御できないこともある．さらにいえば，「似たような」という表現もきわめて曖昧で，似ているということは必ず相違点もあり，何が同じで何が異なるのかを知り尽くすこともできない．結局のところ，「似たようなすべての患者」というものは研究者の頭のなかの仮想の集団にすぎないが，この「仮想の集団」を「母集団」とよぶ．統計とは，実はこの「母集団」が示す「反応の確率」を「推定」しようとする試みなのである．

■2種類の介入の効果を比較する3ステップ

本章第1項でもすでに述べたとおり，臨床の現場では，

- ある新しい介入を行うべきか
- あるいは従来どおりの介入（何も行わない場合もある）にとどめるべきか

の，二者択一の判断を迫られることが多い．この場合，2つの母集団を想定することになり，研究の対象となる「**実験群**」と「**対照群**」は，それぞれから「**抽出**」された「**標本集団**」と考える．

この場合の統計解析は，まず

1. **それぞれの標本集団から得た「反応」すなわち「イベント発生」のデータをもとに，それぞれの母集団における「反応」すなわち「イベント発生」の割合を「推定」する**

ことから始まる．ここでは，単にイベント発生数を標本数で除すこともあるし，あるいは性別や年齢など，結果に大きく影響すると考えられる因子で補正を行うこともある．続いて，

> **2. それぞれの標本集団から得た「反応」すなわち「イベント発生」の割合の違いが，同じ母集団から抽出された2つの標本集団の「偶然のばらつき」によって説明できる範囲に収まっているかどうかを「検定」する．**

ここで，「同じ母集団から抽出された2つの標本集団の『偶然のばらつき』によって説明できる範囲に収まっている」という「仮説」を，**帰無仮説**とよぶ．「偶然のばらつき」は，たとえば仮想の共通の母集団のイベント発生率をまず設定（標本数で重み付けした平均のイベント発生率を用いることが多い）し，そこから標本を抽出した際に，100回抽出を行って，たとえば95回は収まるという範囲と決めることになる．この95％の範囲を逸脱したイベント発生率が観察されていれば，「偶然のばらつき」によって説明できる範囲を越えていると判断する．この場合を，**危険率5％で帰無仮説が棄却された**と表現する．

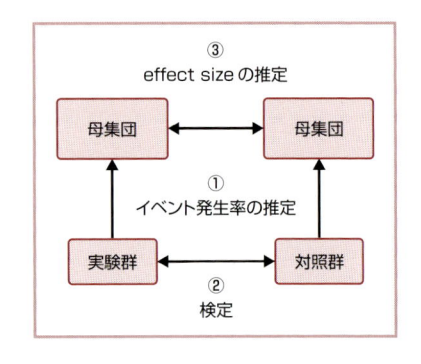

このように，「検定」の結果，同じ母集団から抽出されたものではない可能性が高いと判断されて初めて，次のステップ

> **3.「対照群の母集団」のイベント発生率に対する，「実験群の母集団」のイベント発生率の比（実験介入の効果の大きさ：effect size）を推定する**

に進むことになる．この段階で頻繁に用いられるのが，Cox のハザード比や，多重ロジスティック回帰分析によるオッズ比である．

■ 統計学的有意と臨床的有意：
危険率（p 値）のもつ危険性

　一般に，危険率（p 値）を 5％ 未満に設定して，この値より危険率が小さい場合に有意差ありと判断するということは先に述べたとおりだ．賢明な読者はすでにお気づきのことと思うが，p 値が $p < 0.05$ になったからといって，即その結果が重要であるということにはならない．また，p 値が $p < 0.05$ にならなかったからといって，即その介入には効果がないということでもない．なぜなら，

1. 統計学的検定はさまざまな仮定や条件（標本数など）のうえに成り立っており，その条件により検定結果が影響される
2. 統計学的検定はあくまで数理上の計算値で，それがそのまま臨床上重要な結果であることを意味しない

からである．つまり，標本数さえ大きければ，どんなに些細な差でも，統計学的には「差がある」と判定することが可能だということができる．また，検定で「有意差」が出ているからと，鬼の首でも取ったように，即座にその治療法を採用する「検定至上主義」に陥らないよう，十分に注意が必要である．必ず，介入の効果の大きさ（effect size）が，臨床的に意味があるかどうか（臨床的有意かどうか）を検討しなくてはならない．

　ところで，危険率の危険性が潜んでいるのは，研究の結果の解釈の部分だけではない．次に，もう一つの重要な部分，Table 1 についてみてみよう．

■ Table 1 の見方

　母集団（＝全体）から標本（＝部分）を抜き出してくることを「抽出」という．介入前の段階では，2 つの標本集団は同じ母集団から抽出したのだから，特にイベントの発生に影響するような因子について，実験群と対照群は相似していなくてはならない．この情報を論文で提示するのが通常 Table 1 だ．そのタイトルには，「base-line characteristics」という語が含

まれる場合が多い．

さて，今回抽出したランドマーク研究のなかで，研究デザインが「ランダム化比較試験」に分類される2つの論文の Table 1 をみてみよう．

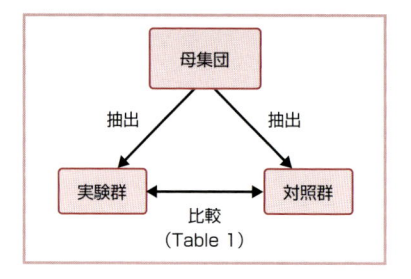

(1) Hulley S, Grady D, Bush T, Furberg C, Herrington D, Riggs B, Vittinghoff E.
Randomized trial of estrogen plus progestin for secondary prevention of coronary heart disease in postmenopausal women.
JAMA 280 (7) : 605-613, 1998.

(2) Shepherd J, Cobbe SM, Ford I, Isles CG, Lorimer AR, MacFarlane PW, McKillop JH, Packard CJ.
Prevention of coronary heart disease with pravastatin in men with hypercholesterolemia.
N Engl J Med 333 (20) : 1301-1307, 1995.

論文 (1) の Table 1 (139 ページ)，および論文 (2) の Table 1 (140 ページ) を，それぞれざっとながめて違いがおわかりのことと思う．(1) の論文では p 値が記載されているが，(2) にはそのような記載が見当たらない．

(1) の本文中では

Participants ranged in age from 44 to 79 years, with a mean of 66.7 years (SD, 6.7 years) at baseline. Most participants were white (89 %) and had completed high school (80 %). Examination of the distribution of these and other variables revealed no significant differences between the treatment groups at baseline (Table 1).

研究の始まる時点で参加者の年齢幅は 44 歳から 79 歳，平均 66.7 歳（標準偏差 6.7 歳）であった．多くの参加者は白人（89 %）で，高校を卒業していた

Table 1. Baseline Characteristics of HERS Participants (n=2763) by Treatment Group *

Characteristic	Treatment Group		P Value
	Estrogen-Progestin (n = 1380)	Placebo (n = 1383)	
Demographics			
Age, mean ± SD, y	67 ± 7	67 ± 7	.32
White, %	88	90	.14
Education, mean ± SD, y	13 ± 3	13 ± 3	.84
CHD risk factors			
Current smoker, %	13	13	.84
Diabetes on oral medication or insulin, %	19	18	.44
Systolic blood pressure, mean ± SD, mm Hg	135 ± 19	135 ± 19	.88
Diastolic blood pressure, mean ± SD, mm Hg	73 ± 10	73 ± 10	.89
LDL cholesterol, mean ± SD, mmol/L (mg/dL)	3.75 ± 0.96 (145 ± 37)	3.75 ± 0.98 (145 ± 38)	.83
HDL cholesterol, mean ± SD, mmol/L (mg/dL)	1.29 ± 0.34 (50 ± 13)	1.29 ± 0.34 (50 ± 13)	.41
Triglyceride, mean ± SD, mmol/L (mg/dL)	1.90 ± 0.72 (168 ± 64)	1.86 ± 0.72 (165 ± 64)	.25
Time since last menstrual period, mean ± SD, y	18 ± 8	18 ± 8	.31
Body mass index > 27 kg/m^2, %	57	55	.44
Exercise > 3 times weekly, %	39	38	.72
No. of drinks per week, mean ± SD	1.4 ± 4	1.3 ± 4	.83
General health poor or fair, %	24	24	.94
Postmenopausal estrogen use, %†	24	23	.43
CHD manifestations			
Signs of congestive heart failure, %‡	10	9	.38
Q-wave myocardial infarction, %	17	17	.94
Percutaneous coronary revascularization, %	45	45	.96
Coronary artery bypass graft surgery, %	42	41	.64
Medication use			
Aspirin, %	78	78	.73
β-Blockers, %	33	32	.72
Lipid-lowering medications, %	45	47	.26
Calcium channel blockers, %	55	55	.83
Angiotensin-converting enzyme inhibitors, %	17	18	.57
Diuretics, %	28	28	.79
Multivitamins, %	29	30	.45

*HERS indicates Heart and Estrogen/progestin Replacement Study; CHD, coronary heart disease; LDL, low-density lipoprotein; and HDL, high-density lipoprotein. P values are for difference between treatment groups by t test or χ^2.

†Estrogen use refers to use after menopause but not within 3 months of HERS screening.

‡Presence of jugular venous distention more than 8 cm H_2O, S_3 heart sound, rales, or pitting peripheral edema.

Table 1. Base-Line Characteristics of the Randomized Subjects, According to Treatment Group. *

CHARACTERISTIC	PLACEBO (N = 3293)	PRAVASTATIN (N = 3302)
Continuous variables		
Age — yr	55.1 ± 5.5	55.3 ± 5.5
Body-mass index †	26.0 ± 3.1	26.0 ± 3.2
Blood pressure — mm Hg		
Systolic	136 ± 17	135 ± 18
Diastolic	84 ± 10	84 ± 11
Cholesterol — mg/dl		
Total	272 ± 22	272 ± 23
LDL	192 ± 17	192 ± 17
HDL	44 ± 10	44 ± 9
Triglycerides — mg/dl	164 ± 68	162 ± 70
Alcohol consumption — units/wk ‡	11 ± 13	12 ± 14
Categorical variables — no. of subjects (%)		
Angina §	174 (5)	164 (5)
Intermittent claudication §	96 (3)	97 (3)
Diabetes	35 (1)	41 (1)
Hypertension (self-reported)	506 (15)	531 (16)
Minor ECG abnormality	259 (8)	275 (8)
Smoking status		
Never smoked	705 (21)	717 (22)
Exsmoker	1127 (34)	1138 (34)
Current smoker	1460 (44)	1445 (44)
Employment status		
Employed	2324 (71)	2330 (71)
Unemployed	459 (14)	430 (13)
Retired	338 (10)	330 (10)
Disabled	171 (5)	210 (6)

* Plus-minus values are means ± SD. To convert values for cholesterol millimoles per liter, multiply by 0.026, and to convert values for triglycerides to millimoles per liter, multiply by 0.011.
† The weight in kilograms divided by the square of the height in meters.
‡ A unit was defined as 1 measure (60 ml) of liquor, 1 glass (170 ml) of wine, or a half pint (300 ml) of beer.
§ As indicated by positive responses on the Rose questionnaire.

（80 %）．これらの変数や他の変数の分布を調べてみたが，研究が始まる時点で2つの治療群間に有意な差はなかった（Table 1）．

一方，(2) の本文中では

The base-line characteristics of the pravastatin and placebo groups are summarized in Table 1. As expected in a trial of this size, the groups were well balanced.

研究開始時点でのプラバスタチン投与群とプラセボ群の基本特性を Table 1 に示した．この大きさの試験で期待されたとおり，両群の分布はバランスがとれていた．

となっている．

このように，研究デザインは同じ「ランダム化比較試験」の試験開始時基本特性に関して，一方は両群の比較検定を行っているが，もう一方は検定を行っていない．ここで考えておきたいのは次の2つの点である．

- A.「ランダム化比較試験」でランダム割り付けを行っているにもかかわらず両群の比較検定を行っていること．
- B. 一度に多くの検定を行っていること．

◆比較検定の必要性

上述のAについては (2) の論文の本文にあるように，ある程度大きな数の対象者集団をランダム割り付けすれば，結果に影響する既知の因子，そして未知の因子（これが「ランダム化比較試験」の大きな利点である）も両群にバランスよく分布するはずだと考えて，比較検定は必要ないという考えだ．一方，そうはいっても比較検定の必要があるという考えは，もし有意差ありとなった因子が結果に大きく影響する既知の因子であれば，統計学上それらの因子を考慮した分析をする必要があるという考え方といえる．

この議論は，どちらが正しいというようなものではない．ある程度大きな数の対象者集団でランダム割り付けを実施したのであれば，両群の比較検定は必ずしも必要ないし，また後から都合によってあれこれ調整を行うのではなく，どの因子で調整を行うのか試験をデザインする段階で決めておくことがむしろ必要と考えるべきだろう．

◆多く検定することの問題

　前述のBについては，有意確率を$P<0.05$としているところから考えてみよう．もともとこの数字の設定根拠自体は曖昧なようだ．$P<0.05$とは，20回に1回以下しか確率論上起こらないということにすぎない．これを「コイン投げ」で考えてみると，

1回　$(1/2)^1 = 0.5$
2回　$(1/2)^2 = 0.25$
3回　$(1/2)^3 = 0.125$
4回　$(1/2)^4 = 0.0625$

5回　$(1/2)^5 = 0.03125$
6回　$(1/2)^6 = 0.015625$
7回　$(1/2)^7 = 0.0078125$

となることから，$P<0.05$となるのは5回目以降である．

　5回続けて表が出た場合，このようなことはめったに起こらない．これは何かおかしい．このコインには，表が出やすくなるような何か仕掛けがあるのではないかと考えるということだ．しかし，5回ぐらい続けて表が出ることはいくらでもありそうな気もしないでもない．$P<0.05$という数字はそういう数字だと考えればよい．

　さて，有意確率が$P<0.05$ということは，20回に1回は差がなくても有意差ありという結果が出ると考えることもできる．これを2回3回と繰り返していくと

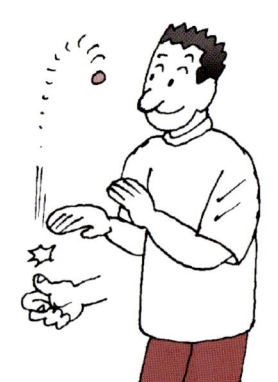

$$1 - (1 - 0.05)^1 = 0.05$$
$$1 - (1 - 0.05)^2 = 0.0975$$
$$1 - (1 - 0.05)^5 = 0.226$$
$$1 - (1 - 0.05)^{10} = 0.401$$

のように，10回検定をすれば，約40％の確率で1つは有意になってくるということだ．

(1)の論文のTable 1では，27回両群間の有意検定が行われている．多く検定することを前提にした有意確率の補正が行われているかどうかはわからない．もし行われていないとすれば，偶然の確率で有意差ありとなった変数が，少なくとも1つは出ているということになる．

にもかかわらず，この論文では有意差ありとなるものが1つもなかったので，非常にうまく2群に割り振られたと解釈できなくもない．しかし，有意差があった場合は，偶然の確率で有意となる変数が出てくることを考えると，先に述べたように，結果を分析する際にその変数で補正しなければいけないのかという問題が出てくることになる．

このような問題があることも念頭において，Table 1をみていかなければならない．

なお，実はもう一つ，Table 1をみるうえで大切なことは，サンプルの特徴が知りたい集団，つまり自分の目の前の患者が属するであろう集団と似ているかという点だ．もしそうでなければ，論文で示されている結果がいかに重要であろうと，実際の臨床では役に立たない情報ということになる．

■ 必要なサンプル数を知る：パワー計算

さて，「対象者の数 (n) さえ増やせばどんな些細な違いにも統計的に有意差を出すことができる」ことは前述のとおりであるが，その実例は世の中に出版されている論文のなかではきわめて少数だ．些細な違いに有意差を出すためには，膨大な数の患者を対象にしなくてはならず，膨大な労力とお金が必要となるからだ．ところが逆に，

> n の数が少ないばかりに，本来は臨床的な意義があるのに，統計的に
> 有意差が得られていない

研究論文ならば，星の数ほど存在する．このような研究は，「**統計学的検出力（power）**」が不足しているのである．結果として n の数が足りなかった，という事態を避けるためにも，また，あらかじめどの程度の差があれば臨床的に意味があると考えるかを決めておくためにも，研究の計画段階から，「**パワー計算**」を行うことが求められる．

必要な n の数（サンプルサイズ）は，次のような要素で決まる．

1. アウトカムの種類：二者択一か，連続量か
2. 許容できる α エラーと β エラーの範囲
3. 「臨床的に意義がある」と考える差の大きさ
4. アウトカム測定上のばらつき（分散，標準偏差）——連続量のみ
5. 実験群と対照群の n の比：実験群 1 に対して対照群 1 が最も効率的

ここで，

> α **エラー**＝本当は差が**ない**のに，差が**ある**としてしまう誤り
> β **エラー**＝本当は差が**ある**のに，差が**ない**としてしまう誤り

であり，α エラーは 5％，β エラーは 20％ に設定することが多いが，もっと低い値に設定することも可能である．$1-\beta$ が，**統計学的検出力**に相当する．
　さて，
1. アウトカムの種類：二者択一
2. 許容できる α エラー 5％ 未満（両側検定），β エラーが 20％ 未満（片側検定）
5. 実験群と対照群の n の比：実験群 1 に対して対照群 1

の場合の，各群に必要なサンプルサイズは，次の式で算出できる．

$$n = \frac{1.96 \times \sqrt{2p(1-p)} + 0.84 \times \sqrt{p_1(1-p_1)+p_0(1-p_0)}}{p_1 - p_0}$$

ただし，
 p_0 は対照群中のイベント発生率
 p_1 は実験群中のイベント発生率
 p は両群を合わせたイベント発生率（n で重み付け）

なお，1.96 に相当する数値は，α エラーの設定により変化し，0.84 に相当する数値は，β エラーの設定により変化する．この煩わしい計算を避けるためのノモグラムも発表されている（Young MJ, et al. Ann Intern Med 99: 248-251, 1983）．

たとえば，対照群の治療を行った場合に 40 % の患者にイベントが発生すると予測される疾患に対して，新しい治療法の効果を調べるランダム化比較試験を計画したとしよう．もし，新しい治療法を適用した場合のイベント発生率が 30 % 以下になれば，臨床的に意義があると考えるならば，

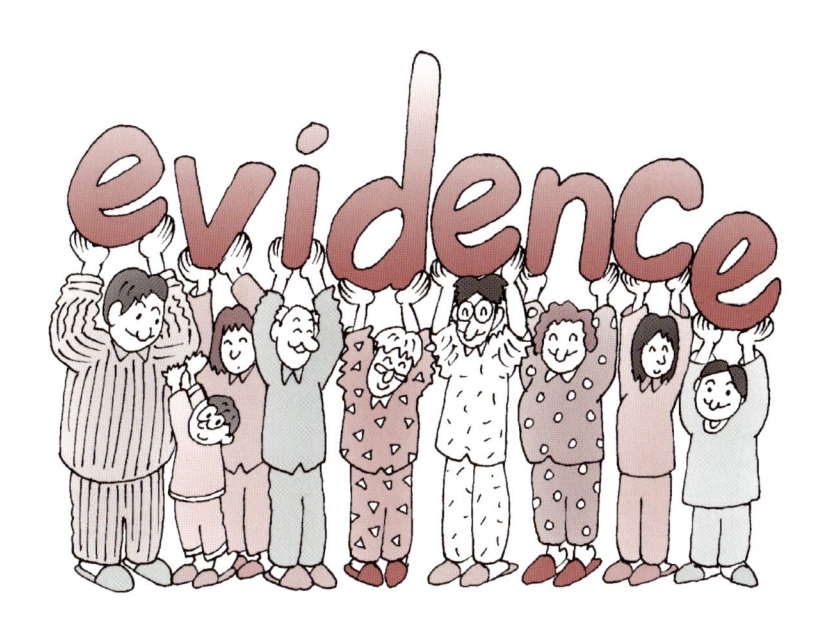

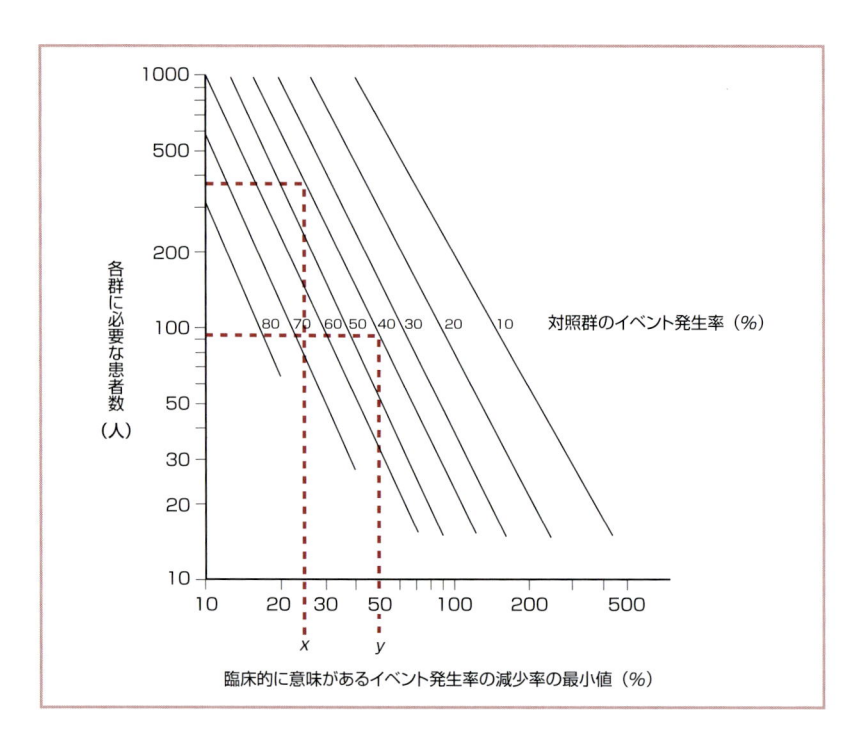

イベント発生率の相対的な減少率は 25% ということになる．そこで，グラフの x 軸の 25 の位置を起点として，まっすぐ上向きに直線を引いていき，「対照群のイベント発生率（%）」が 40 の斜線との交点を求める．この交点から，今度は横向きに直線を引いて，y 軸と交わる点で目盛りを読むと，およそ 380 である．したがって，各群 380 人の対象者が必要であることがわかる．新しい治療法によるイベント発生率が 20% 以下を臨床的に意義があると考えた場合の例も併せて示したので，確認してほしい．

3 エビデンスを適用する：ベイズの定理

■ エビデンスを適用するということ

　臨床医はなぜ，臨床医学の論文を読むのだろうか．まず第一にいえることは，その論文を読んでいる臨床医は，「**決断（decision）**」を迫られているということだ．決断を下すうえで，たとえば

> この患者はAという病気を**確実に**もっている（ないし**確実に**もっていない）
> このAという病気をもつ患者に，Bという治療法は**確実に**効果がある（ないし**確実に**効果がない）

という情報が得られれば，決断を下すことは容易である．しかし，現実の医療現場で，このような**確実な**情報が得られることは残念ながら多くはない．しかし，**臨床の現場に置かれた臨床医は，それでも患者のために決断を下さなければならない．**

　そこで，次善の策として，

> この患者はAという病気を◯◯%の確率でもっている
> このAという病気を（◯◯%の確率で）もつ患者に，Bという治療法は□□%の確率で効果がある

という情報を得ようとする．このような「**確率的な情報**」は不確実な情報ではあるが，単に「**起こるか起こらないかまったくわからないという状態**」とは異なり，確率という数字を得ることによって，**少しでも多くの患者にとって役に立つ決断を下すことができる**．すでにおわかりのように，統計は，このような確率（effect sizeとよぶ）を知るために必要とされる手段であり，さらに（ちょっとややこしいが），このeffect sizeがどの程度の

確率で正しいのかを知るための手段である．

　もちろん，研究の対象となった患者群と，今自分が決断を下そうとしている病気をもつ目の前の患者との間には，いろいろな面で相違点があるだろう．その相違点のなかには，研究の結果を当てはめることがまったく不可能なほどの相違もあるだろうし，effect size になんらかの方法で補正を加えることで，適用が可能となる相違点もあるだろう．この相違点を検討するうえでは，論文中の対象患者の特性について詳細に記載された部分が必要となり，多くの論文では Table 1 の情報が重要だ．また，検討の結果，論文から得られた情報に補正を加えることで自分の患者に適用が可能と判断した場合，「ベイズの定理」を用いて論文から得た effect size を補正したうえで，患者に適用することになる．

　ここで，非常に重要なことは，

- 自分の患者に関して生じた疑問点を解決すべく，**文献を検索して吟味することも「判断」**であるが，**論文の検索を行わないことも「判断」**である
- なんらかの診断法・治療法を自分の患者に**適用することも「判断」**であるが，それを**適用しないことも「判断」**である

ということだ．つまり，**臨床家は「判断」**から逃れることは絶対にできないのである．たとえ，その判断を**「確率的な情報」**に基づいて下さなければならないとしても．

　さて，21 世紀科学のさまざまな分野，特にコンピュータサイエンスの世界では，1763 年に発表された「ベイズ（Bayes）の定理」が，確率的なデータをもとに結果を推測する手法として注目を集めている．それは，

「過去の事象を考慮に入れながら，新しいデータが入るに応じて確率を計算し直すことができる」

というものだ．医療の現場において，コンピュータサイエンスの世界より，若干早くこのベイズの定理の有用性に気づくことができたのは幸いだった

といえよう．このベイズの定理がどのように役立つのか，診断と治療の2つの場面について考えてみよう．

> **Column**
>
> 「**確率的な情報**」に基づいて判断を下さなければならないのは，臨床家だけではない．公衆衛生などの行政的判断，企業の経営判断など，およそ世の中で下される判断はほとんど，「**確率的な情報**」をもとに下さざるをえない．
>
> たとえば喫煙の健康被害について，数多くのコホート研究や症例対照研究が行われ，数々の疾患の発症に関与することが知られている．喫煙の害を検討するためにランダム化比較試験を行うことは人道的に不可能だから，これは私たちが知りうるなかで最善のエビデンスだ．ところが，ある特定の患者の疾病について，仮にそれが喫煙の寄与危険度で70％を超える肺癌であっても，その人が喫煙しなかったら100％肺癌にはならなかったと断言することはできない．
>
> ある肺癌患者が，自分が肺癌になったのは，タバコを製造販売したタバコ会社と，それを許した国にも責任があると訴えを起こしたとする．タバコが製造販売された時点で，喫煙により肺癌のリスクが高まるとの疫学的知見がすでに知られていたと仮定すると，タバコ会社や国には責任はあるのだろうか，ないのだろうか．この場合，たとえ訴えを起こした患者本人が喫煙していなければ100％肺癌にはならなかったとはいえなくても，確度の高い「**確率的な情報**」がありながら「**何もしない（製造販売を続ける）**」という「**判断**」を下したタバコ会社や国に，なんの責任もないということは考えられないだろう．タバコという公衆衛生上最大の阻害要因を放置することは，重篤な副作用の起こる可能性が高い薬剤を製薬会社がつくり続け，医師が使い続けることとなんら違いはないのだから．
>
> もちろん，ひるがえって医療者も，「（自らの臨床現場において可能な）タバコ対策を行わない」という判断を下すとすれば，医療者としての責務を果たしたことにならないことを肝に銘じなくてはならない．

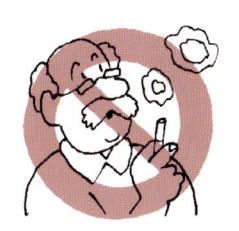

■ 診断に関するエビデンスの適用

　ある集団のなかには，病気をもっている人と，病気をもっていない人がいる．全体の人数のなかで，病気をもっている人の割合を「有病率」とよぶ．病気をもっている人でも，ある検査で陽性の結果が出る人（▲）もいるし，陰性の結果が出る人（▲）もいる．逆に，病気をもっていない人にも，検査が陽性の人（●）もいるし，陰性の人（●）もいる．

　ここで，有用性の高い検査の条件を考えてみよう．まず第一に，「感度」の高い検査であることが挙げられる．では，普段何気なく使っているこの「感度」という言葉の意味とはなんだろうか．たとえば，ラジオの感度が良い，といった場合，これはたとえ弱い電波であっても，放送されている周波数の電波をきちんと受信できることをさしている．電波のある周波数ではきちんと鳴る，ということだ．すなわち「感度」とは，「ある」ものを「ある」という割合，ということができる．これを検査に当てはめると，検査の「感度」とは，ある検査が「病気のある人」で「陽性」となる割合である．

　有用性の高い検査の条件として次に挙げられるのは，逆に「病気のない人」では「陰性」となる割合の高い検査であろう．「他の人にはない」ということを表す日本語として「特異」という言葉がある．たとえば，「特異体質」とは「他の人にはない特殊な体質」のことである．だから，「病気のない人」では検査が「陰性」となる割合を「特異度」とよぶ．

　たとえば，集団Aで

- ある病気をもっている人（▲＋▲）の割合は 0.25（有病率 25 %）
- この集団では病気をもっている人（▲＋▲）のうち，ある検査が陽性となった人（▲）の割合は 0.9（感度 90 %）
- 病気がない人（●＋●）のうち，検査が陰性となった人（●）の割合は 0.8（特異度 80 %）

であったとする．この集団全体のなかでは，実際に病気があり，かつ検査が陽性となった人（▲）の割合は，図のなかでは全体の面積を1とした場合の濃い赤色 ⓐ の面積を計算すればよいから，

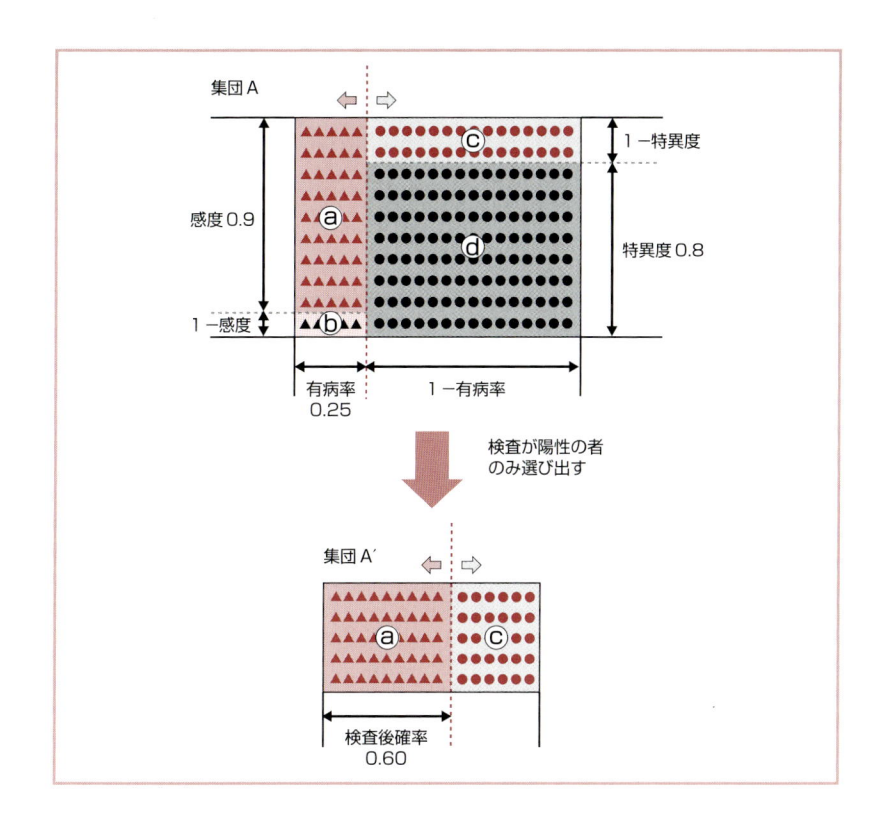

有病率 × 感度 ＝ 0.25 × 0.9 ＝ 0.225（22.5 %）

である．また，実際には病気がないが，検査は陽性となった人（●）の割合は，薄い灰色 ⓒ の面積であるから，

(1 − 有病率) × (1 − 特異度) ＝ 0.75 × 0.20 ＝ 0.15

だ．したがって，検査が陽性の人（▲＋●）に限れば，そのなかで実際に病気をもっている人（▲）の割合は，

0.225 ÷ (0.225 ＋ 0.15) ＝ **0.60**

となる．これが，「**検査後確率**」だ．

ここで，**検査が陽性であった場合**の**検査後確率**の計算式をまとめてみる．

$$\text{検査後確率} = \frac{[\text{有病率} \times \text{感度}]}{[\text{有病率} \times \text{感度}] + [(1-\text{有病率}) \times (1-\text{特異度})]}$$

この検査後確率の計算式はなかなかに覚えにくい．こんなものを丸暗記しようとしても，使わなければすぐに忘れてしまう．ぜひここで紹介したような図を描いてみることをお勧めする．

ベイズの定理を医療における診断に当てはめて考えると，

「異なる別の集団で得られた感度と特異度を考慮に入れながら，検査の結果によって疾患を有する確率を計算し直すことができる」

ということになる．たとえば，有病率50％の集団Bでも，感度と特異度の数字は集団Aで得られたものをそのまま当てはめることが可能だ．集団Bでは，検査が陽性であった人のうち，実際に病気がある人（▲）は全体のなかでは

　有病率×感度＝ 0.50 × 0.90 ＝ 0.45

であり，また実際には病気がない人（●）は

　(1－有病率)×(1－特異度)＝ 0.50 × 0.20 ＝ 0.10

である．したがって，検査が陽性の人（▲＋●）の**検査後確率**は，

　0.45 ÷ (0.45 ＋ 0.10) ＝ **0.82**

となる．

集団Aの検査後確率と集団Bの検査後確率を比較するとわかるように，感度および特異度は同じものを適用しても，集団の有病率が異なれば検査後確率も異なることになる．

さて，さらに有病率が0.5％と極端に低い集団Cをみてみよう．この集団では，検査が陽性の人の**検査後確率**はわずかに0.022である（ぜひ計算

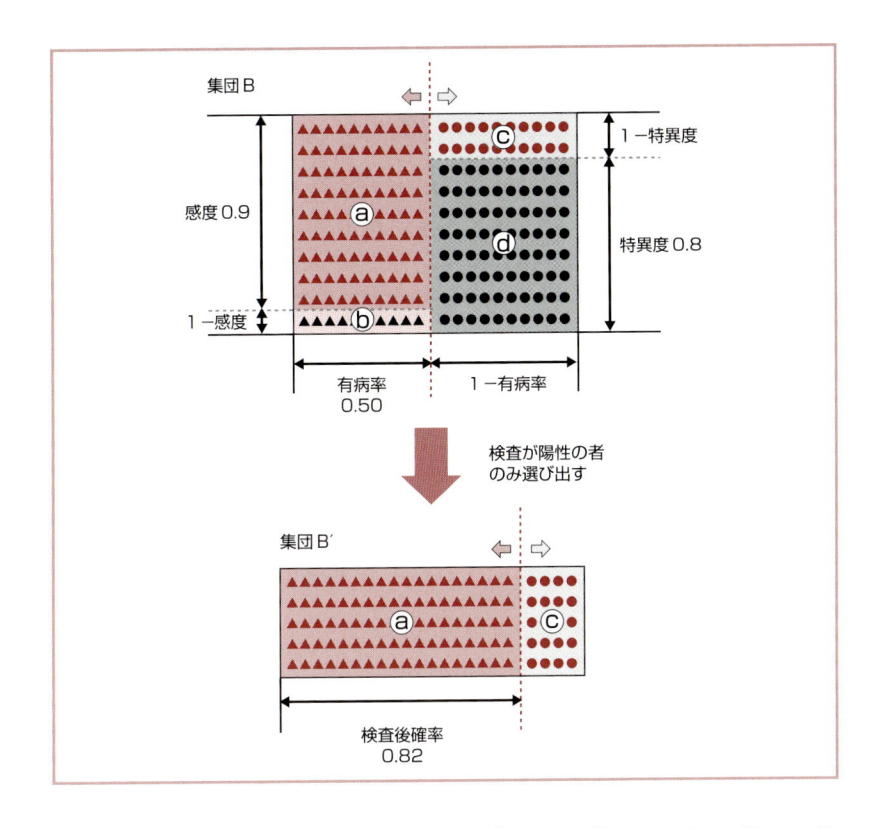

```
集団B
感度 0.9
  ⓐ
1−感度  ⓑ
           ⓒ  1−特異度
           ⓓ  特異度 0.8

有病率 0.50 | 1−有病率

検査が陽性の者のみ選び出す

集団B'
  ⓐ    ⓒ
検査後確率 0.82
```

してみてほしい）．有病率が100倍である集団Bと比較すると，実に37倍の開きがある．これは，非常に重要なことを意味している．

　たとえば，仮に便潜血の検査を1回行った場合の大腸癌に対する感度が90％，特異度が80％であったとしよう．某大学病院の消化器外科の外来に，便が細くなったことを訴えて受診した患者さんが，実際に大腸癌をもっている検査前の確率が50％であれば，この患者さんに便潜血の検査を行って結果が陽性となった場合，この患者さんが大腸癌である検査後確率は82％に高まることになる．

　次に，50歳の比較的健康な住民を対象に便潜血の検査を行った場合を考えてみよう．この集団で実際に大腸癌をもっている人の確率が0.5％であるとすると，便潜血が陽性であったとしても，その人が実際に大腸癌をもっている検査後確率は2.2％にしかならない．つまり，便潜血陽性の住民を45人精密検査に回して，ようやく1人の大腸癌が発見できる計算だ．

3　エビデンスを適用する：ベイズの定理

もちろん，便潜血という簡便かつ安全な検査で，大腸癌の検査後確率を2.2％にまで上げられるということは，この検査を住民検診に採用することは検討に値するだろう．また，便潜血検査は大腸癌だけでなく，大腸ポリープなどの発見につながることもある．ただ，45人のうち44人には大腸癌はないのだということを頭に入れておかないと，検査が陽性になった住民は自分が大腸癌に違いないと思い込んだり，ありもしない大腸癌を見つけるために次々と果てしなく検査を受けることになってしまうということを，肝に銘じておかなければならない．

ここまで理解すると，**検査が陰性であった場合**の**検査後確率**の計算も簡単だろう．計算式は

$$検査後確率 = \frac{[有病率 \times (1-感度)]}{[有病率 \times (1-感度)] + [(1-有病率) \times 特異度]}$$

となる．集団Aならば，この計算式に当てはめると検査後確率は0.04（4％），集団Bでは0.11（11％），集団Cでは0.0006（0.06％）となる．集団Bでは，検査が陰性であってもまだ病気が実際にある確率が10％を超えていることになる．先ほどの便潜血の例でいえば，某大学病院消化器外科外来に便が細くなったといって受診した患者さんで便潜血が1回陰性であっても，簡単に大腸癌の可能性はないと帰してしまうことはできないことがわかる．

> **Column**
>
> **尤度比（LR）**
>
> 152ページの検査が陽性である場合の検査後確率の計算式を変形すると，
>
> $$検査後確率 = \frac{1}{1 + \dfrac{1}{\dfrac{有病率}{1-有病率} \times \dfrac{感度}{1-特異度}}}$$
>
> となる．ここで，$\dfrac{有病率}{1-有病率}$ は，検査を受ける前の段階での，患者が病気を

もっていない可能性に比較して，病気をもっている可能性が何倍高いかを示す倍率（オッズ）であり，特定の患者については理論的に固定の値である．一方の $\dfrac{感度}{1-特異度}$ には，（陽性）尤度比（positive）likelihood ratio（LR）という名称がついている．高い検査後確率を得るためには，この尤度比（LR）ができる限り高い検査を選ぶことが重要であり，複数の検査法を比較する際や，ある検査の（検査が陽性の場合の）有用性を端的に表したいときには良い指標となる．

　図に，LR＝1，1.5，2，3，5，8，12の場合の，検査前確率に対する検査後確率をグラフで示してみた．

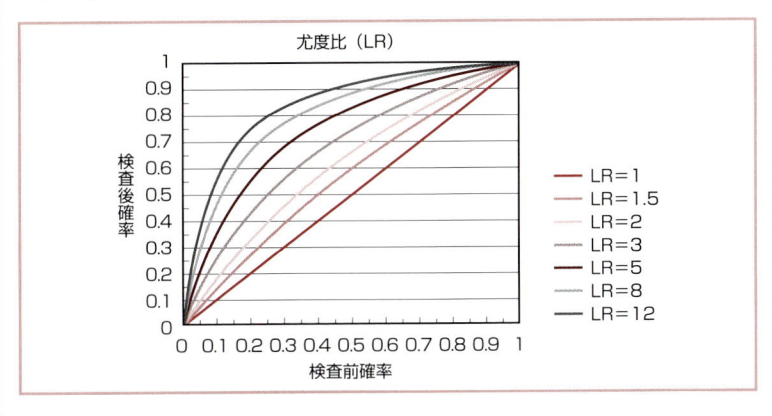

　これをみてわかるように，100％という検査後確率を得るためには，LRが無限大（∞）である必要がある（検査前確率がすでに100％の場合も検査後確率は100％となるが，それならそもそも検査の必要がない）．LRは $\dfrac{感度}{1-特異度}$ であるから，これが無限大となるのは，特異度が1（100％）のときである．このことは逆に，実際の臨床では100％確実な診断を得るということが，そう簡単なことではないということを意味している．疾患の重大性にもよるが，たとえば検査後確率が95％を超えたところで，とりあえず検査後確率は十分に高いものと判断して，その疾患に対する治療を開始する判断を下すことも現実には少なくないのである[注1)]．

　さらにいえば，単独の検査で検査後確率を95％以上に上げることも，決して簡単ではない．そこで，複数の検査を組み合わせて，検査後確率を「合わせ技」で上げていくことになる．たとえば，（a）という検査に引き続いて，（b）という検査を行った場合を考えてみよう．検査（a）が陽性であれば，

$$\text{検査(a)前オッズ} \times \text{尤度比(a)}$$

で「検査(a)後オッズ」が算出できる．この「検査(a)後オッズ」は，続いて検査(b)を行う際の，「検査(b)前オッズ」として用いることができる．すなわち，

$$\begin{aligned}
&\text{検査(b)後オッズ} \\
&= \text{検査(b)前オッズ} \times \text{尤度比(b)} \\
&= \text{検査(a)後オッズ} \times \text{尤度比(b)} \\
&= \text{検査(a)前オッズ} \times \text{尤度比(a)} \times \text{尤度比(b)} \\
&= \frac{\text{有病率}}{1-\text{有病率}} \times \text{尤度比(a)} \times \text{尤度比(b)}
\end{aligned}$$

このように，複数の検査を行う場合には，各検査が独立しているものとみなせるならば，それぞれの検査の尤度比（LR）の積が，複数の検査全体の尤度比（LR）となる．検査のみならず，理論的には一つひとつの自覚症状や身体所見も，それぞれに尤度比（LR）をもっているから，多くの検査を行う前に，まずしっかりと患者の話を聞き，疑っている疾患の確率を上げるような身体所見をとることがきわめて重要なのである[注2]．

具体的な身体所見や検査の感度，特異度，LRについては，JAMAのRational Clinical Examination Seriesや成書を参考にするとよいだろう．（http://www.sgim.org/clinexam.cfm に最新のリストが掲載されている）．

なお，検査が陰性であった場合には陰性尤度比（negative LR）＝ $\dfrac{1-\text{感度}}{\text{特異度}}$

を用いることになる．当然，陰性尤度比が小さいほど，検査が陰性の場合に有用性が高い．

[注1] つまり，「100％間違いがない確定診断を下さなくてはならない」という思い込み（神話）を，医師や患者は捨てなければならない場合が多い．さらに，実は「診断」とは，それを下すことにより治療方針に違いが生じ，その治療方針の違いにより患者の予後が異ならなければ意味がない．予後が変わらない治療も医療資源の無駄遣いだが，予後が変わらない診断のための検査も同様なのである．その意味では，「診断を下さなければならない」という思い込み（神話）さえも，捨て去る必要がある．

[注2] 十分な面接と身体診察を行った段階で，有病率が非常に低いと考えられる疾患に関して検査を行うか否か検討する場合，よほど尤度比が高い検査（ないしはその組み合わせ）を行わない限り，検査後の確率は治療を開始するとの判断を下すに十分な値とはならないことを理解しておく必要がある．十分に高い検査後確率を得られる見込みがない検査は行っても無意味であり，医療資源の浪費にほかならない．このような場合，「経過観察」により，検査前確率が上がるような自覚症状ないし身体所見の出現を待つという選択をすることになるだろう．「経過観察」とは，「わからないから様子をみる」ことではないのである．

■ 治療に関するエビデンスの適用：ARR と NNT

ランダム化比較試験で，試験開始からある時点 t までの期間に観察された実験群と対照群のイベント発生率が，それぞれ実験治療時イベント発生率（EER）と，対照治療時イベント発生率（CER）である．図に示したように EER は，実験治療でも対照治療でも，**どちらにしてもイベントを起こす運命にある人ⓐの割合**である．同様に 1 − CER は，**どちらにしてもイベントを起こさない運命の人ⓒの割合**だ．これらの人々は，残念ながら**どちらの治療を選択しようが結果は変わらない**．言い換えれば，実験治療の真の恩恵にはあずかることができない人々，ということになる．

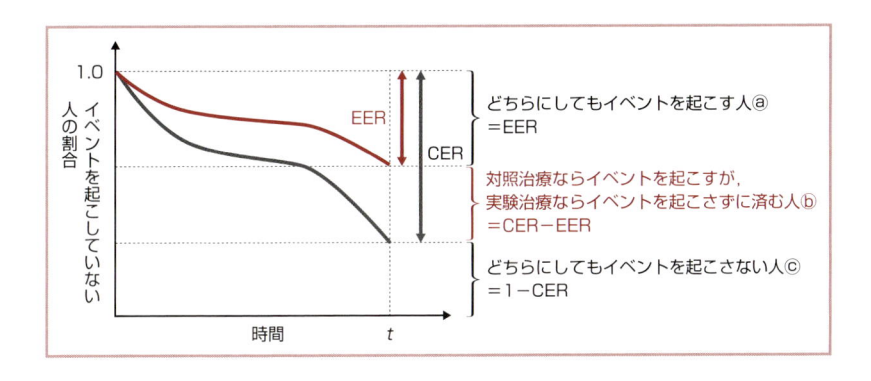

```
1.0 ─┐
     │            どちらにしてもイベントを起こす人ⓐ
     │ EER        =EER
     │ CER
     │            対照治療ならイベントを起こすが，
     │            実験治療ならイベントを起こさずに済む人ⓑ
     │            =CER−EER
     │
     │            どちらにしてもイベントを起こさない人ⓒ
     │            =1−CER
     └─────────
       時間    t
```
（縦軸：イベントを起こしていない人の割合）

さてそれでは，残りの部分，すなわち **CER − EER** に相当する部分の人はどうだろう．この人々こそ，**対照治療を受けていたらイベントを起こす運命にあるが，実験治療を受ければイベントを起こさずに済む人ⓑ**である．この人たちこそ，本当の意味で実験治療の恩恵にあずかることができた人々であり，このような人の割合が高い治療法が良い治療法ということになる．

これを，2×2 表で表してみよう．もちろん，現実に 1 人の患者に 2 種類の治療を行うことは通常不可能だから，あくまで仮定の話ではあるが，ⓐ EER，ⓑ CER − EER，ⓒ 1 − CER はそれぞれ表に示された部分に相当する．

		対照治療		計
		イベント（＋）	イベント（−）	
実験治療	イベント（＋）	ⓐ EER	0	EER
	イベント（−）	ⓑ CER − EER	ⓒ 1 − CER	1 − EER
	計	CER	1 − CER	1

この2×2表を，「診断に関するエビデンスの適用」の項と同様の図に描きかえてみると，次のようになるだろう．

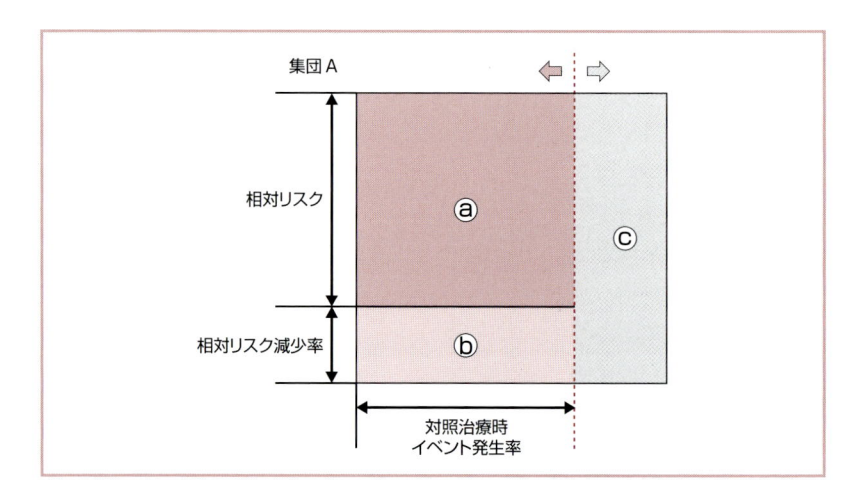

ここで，ⓐ＋ⓑの部分は，「対照治療ならイベントを起こす人」の総数であり，

> 対照治療ならイベントを起こす人ⓐ＋ⓑのうち，実験治療でもイベントを起こす人ⓐの割合，すなわち EER/CER

を**相対リスク**（relative risk：**RR**）とよぶ．実験治療でも同じ程度にイベントを起こすならば，相対リスクは1となるし，実験治療のほうがイベントを起こす割合が低ければ，相対リスクは1より小さい値をとる．

$$\text{相対リスク (RR)} = \frac{\text{EER}}{\text{CER}}$$

また，われわれが最も注目しているⓑの部分については，

対照治療ならイベントを起こす人ⓐ＋ⓑのうち，実験治療ならイベントを起こさない人ⓑの割合，すなわち（CER − EER）/CER

を**相対リスク減少率**（relative risk reduction ： **RRR**）とよぶ．当然，相対リスク減少率は大きいほど良い治療ということになる[*1]．

[*1]：論文から抽出したデータを用いて，相対リスク（**RR**）と相対リスク減少率（**RRR**）を実際に計算する方法は（第1章の脚注[*3]でもふれたが）次のとおりだ．まず，論文から抽出したデータをもとに，**2 × 2 表**を作成する．必要なデータは，対照群と実験群それぞれの参加者数，およびそれぞれのイベント発生者数である．これを，下記の表に従って計算すると，RR と RRR が計算できる．

	対照群 (control)	実験群 (experiment)
イベント発生者数	a	c
イベント非発生者数	b	d
参加者数	$a + b$	$c + d$
イベント発生率 (control or experimental event rate)	$\text{CER} = \dfrac{a}{a+b}$	$\text{EER} = \dfrac{c}{c+d}$
相対リスク (relative risk)	\multicolumn{2}{c}{$\text{RR} = \dfrac{\text{EER}}{\text{CER}}$}
相対リスク減少率 (relative risk reduction)	\multicolumn{2}{c}{$\text{RRR} = 1 - \text{RR}$}

（割り算 → 1から引く）

RRR の 95% 信頼区間の算出法

$$\text{RRR} \pm 95\% \text{ C.I.} = \left(1 - \frac{\text{EER}}{\text{CER}}\right) \pm 1.96 \times \frac{\sqrt{\dfrac{\text{CER} \times (1-\text{CER})}{\text{対照患者数}} + \dfrac{\text{EER} \times (1-\text{EER})}{\text{実験患者数}}}}{\text{CER}}$$

ただし，単に CER とある場合は，論文中の CER を意味する．

さて,「あなたの患者」に対して対照治療を行った場合にイベントを起こす確率(CER)は,同じような疾患の患者であっても,年齢,性別,人種,あるいは病期などによって異なることになり,研究の対象となった患者集団におけるCERとは当然異なるはずだ.そこで,先ほどの集団Aに対して,イベント発生率の低い集団Bの場合を図示してみよう.対照治療を行った場合のイベント発生率が小さくなると,ⓐ+ⓑの面積は小さくなり,その分ⓒの面積が大きくなるから,このようになる.

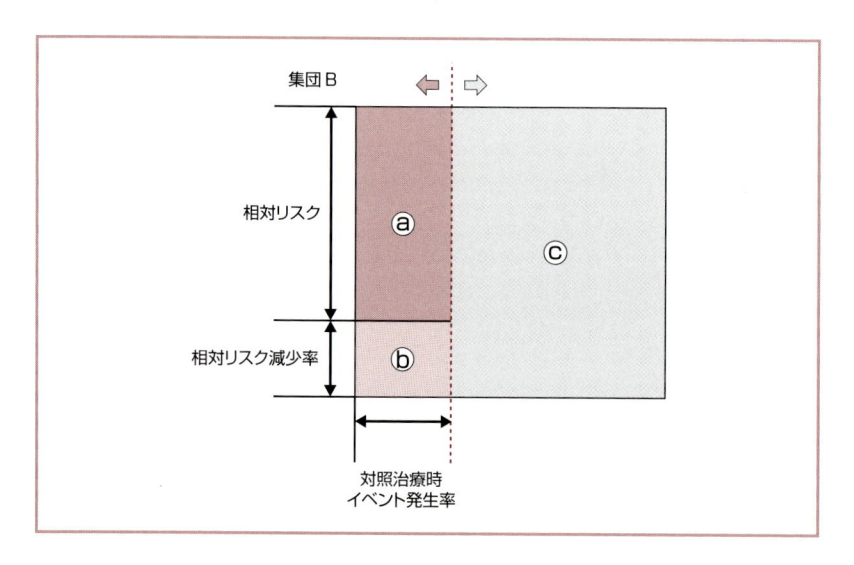

ここで,

> 対照治療時のイベント発生率が異なる集団に対しても,相対リスク(RR)や相対リスク減少率(RRR)については同じ値が適用できる

と考えるのが,ベイズの定理である.とすると,集団Bにおけるⓑの部分,すなわち対照治療ならイベントを起こすが実験治療ならイベントを起こさない人の,全体に対する割合は,全体の面積を1としたときのⓑの面積に相当するから

[集団Bで予測される(対照治療時)イベント発生率(CER)]×

［相対リスク減少率（RRR）］

で算出できることになる．これは，**実験治療を受ける人全員のなかで，真の意味で実験治療の恩恵を受けることができる人の割合**を表したもので，**絶対リスク減少率**（absolute risk reduction：**ARR**）とよぶ．またその逆数は，**何人に実験治療を行えば 1 人の人の運命を変えることができるのか**を表す数字という意味で，**治療必要数**（number needed to treat：**NNT**）とよぶ．ここで，NNT は人数を表す数字であるので，通常は切り上げて整数で表すことになっている．この数字は，臨床疫学についてまったく知識のない人でも感覚的に理解しやすいため，患者や家族への説明にも用いられることがある．

$$（「あなたの患者」の CER）\times RRR = ARR$$

$$\frac{1}{ARR} = NNT$$

ところで，ここで用いる「あなたの患者」の CER の値，すなわち「あなたの患者」に対照治療を行った場合のイベント発生率は，どこから求めればよいのだろうか．この数字は，研究の対象者集団の対照治療時イベント発生率を参考にしてもよい（スコットランド人に比較すれば，日本人では心血管イベントの発生率は 1/5 程度だろう，など）が，できれば臨床医が自分や自分の勤めている病院で過去に経験した類似の患者のデータをもとに予測することが望ましい．

なお，臨床的イベントは時間が経過するにつれて次第に増えていくから，CER は時間に依存する．したがって，CER × RRR で算出される ARR や，その逆数である NNT も，異なる時点では値が変化することを念頭におく必要がある．一方，相対リスク（RR），および相対リスク減少率（RRR）は，異なる時点でも比較的変動しにくい数字である．しかし，時間経過中に大きく変化することもないとはいい切れないので，注意は必要である．

◆治療に関するエビデンスの適用の実例

それでは，6ページの「時間経過を観察するCLo(C)K論文の実例」の項で解説したWOSCOP（WOS）の結果を，自分の患者に適用することを考えてみよう．

> Shepherd J, Cobbe SM, Ford I, Isles CG, Lorimer AR, MacFarlane PW, McKillop JH, Packard CJ.
> Prevention of Coronary Heart-Disease with Pravastatin in Men with Hypercholesterolemia.
> N Engl J Med 333(20): 1301-1307, 1995.

「Abstract（要約）」の「Results（結果）」には次の記載がある．

> There were 248 definite coronary events (specified as nonfatal myocardial infarction or death from coronary heart disease) in the placebo group, and 174 in the pravastatin group (relative reduction in risk with pravastatin, 31 percent; 95 percent confidence interval, 17 to 43 percent; P < 0.001).

> プラセボ群では心血管イベント（非致死性心筋梗塞または冠動脈疾患死）が248，一方，プラバスタチン群では174であった（プラバスタチンの相対リスク減少率は31％，95％信頼区間は17～43％で$p < 0.001$）．

まず自分が診療している患者の今後5年間のイベント発生率を見積もり，これに論文から得られた相対リスク減少率（この場合0.31）を乗じることで，自分が診療している患者の絶対リスク減少率（ARR）を推定することができる．

仮に，日本人はスコットランド西部の住人に比較して冠動脈疾患のリスクが低く，ある患者で今後5年間のリスクは2％と見積もったと仮定すると，

$$\text{自分の患者のARR（5年間）} = 0.02 \times 0.31 = 0.0062\ (0.62\%)$$

自分の患者の NNT（5 年間）＝ 1/0.0062 ＝ 162

となる．
　さて，自分が診療している患者のイベント発生率をどのように見積もることができるだろうか？　その患者が診療を受けている医療施設の患者統計などから，同様の患者の今後 5 年間のイベント発生率が推測できれば素晴らしいが，それは通常は期待薄だろう．そこで，わが国の他の施設からイベント発生率に関するデータが公表されていないかを探すことになる．
　実はわが国でも，シンバスタチン投与中の 5 万人の患者を 6 年間追跡し，年齢，性別，総コレステロール値，HDL コレステロール値，および虚血性心疾患の既往，高血圧，喫煙，糖尿病それぞれの有無別にイベント発生率を示した J-LIT チャートとよばれるものが日本動脈硬化学会より発表されている．もととなったデータがシンバスタチン投与中の患者から得られたものであるという点で，スタチン未投与の患者に当てはめることに留意が必要であることはいうまでもない．しかし，EBM に沿った診療を志すのならば，スタチン未投与の患者で同様の絶対リスク予測チャートが存在しない以上，注意しながらもこのチャートを使用する意義はきわめて大きい．なお J-LIT チャートは万有製薬に依頼すれば入手できるらしいので，知りたいと思う方は個人的に同社に問い合わせるとよいだろう．

◆ effect size の表し方による治療法選択上のバイアス

　ところで，結果の大きさ（effect size）は，その表示の仕方によって印象が大きく変わる．前述の WOS の相対リスク減少率を適用した日本人の患者の仮の例では，

　　　相対リスク減少率（RRR）＝ 31 ％
　　　絶対リスク減少率（ARR）＝ 0.62 ％
　　　治療必要数（NNT）＝ 162 人

であった．ここで相対リスク減少率 31 ％ というと，たとえその数字の示す意味を理解している人が聞いたとしても，かなり大きな数字のような印象があると思う．それに比べて，絶対リスク減少率 0.62 ％，さらには治療

必要数162人と聞くと，なんと小さな効果に聞こえることか！　同じ結果を異なる指標で表現しただけで，これだけ大きな印象の違いとなってしまう．

　この「印象」が，医療者や患者が治療法を選択するうえで，実際に影響を及ぼすことが知られている．これをグラフに表してみよう．ある同じ治療法の適用について決断を迫られている大勢の医療者，あるいは大勢の患者を，

- RRRによる説明を受ける群
- ARRないしNNTを用いて説明を受ける群

に分けたとする．それぞれの説明の後，

「あなたは，この治療に対し，いくらまでならば支払う価値があるとお考えですか？」

あるいは，

「いくら貰えれば治療を受けますか？」

と質問する．「いくらまでならば支払う価値がある」という回答には，その金額にプラス符号をつけ，「いくら貰えれば治療を受ける」という回答の場合，その金額にマイナス符号をつけて集計する．このような金額を，経済学的には「限界効用」とよぶ．その結果を，横軸に金額をとり，縦軸には「その金額を払ってもよいと考える人の割合」をとり，折れ線グラフを描く．すると，おおむね図のようなグラフとなる．

　この結果からも，RRRで説明を受けたほうが，よりその治療法に高い価値（効用）があるような印象を受ける可能性が高いことが理解できる．製薬会社の作成するパンフレットに掲載される薬剤の効果のほとんどすべてがRRRで記載されている理由は知らないが，少なくとも患者の立場に立つべき医療者は，ARRやNNTも知ろうとしなくてはならないのである．

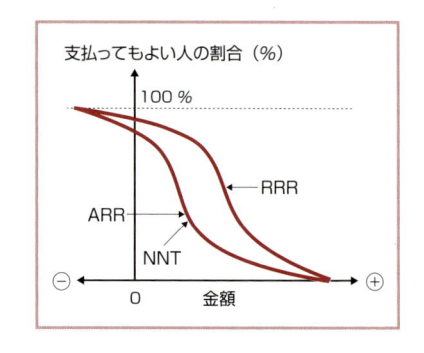

◆ ARR と NNT の限界

　さて，RRR よりも ARR や NNT で表現したほうがよいとして，それでは，これらは常にベストな effect size の指標なのだろうか？
　ARR や NNT の特徴は，ある一定の期間内で，

　　A）対照治療でも実験治療でもイベントを起こす人
　　B）対照治療でも実験治療でもイベントを起こさない人
　　C）対照治療ならばイベントを起こすが，実験治療ではイベントを起こさない人

の3種類しかないとみなした場合の effect size の表し方だ．しかしここで，追跡終了の時点でA）に属した人にも，

　　A-1）どちらの治療を受けても，同じ時点でイベントを起こした人
　　A-2）実験治療により，本来観察期間中のもっと早い時点で起こすはずだったイベントを，観察期間中ではあるが遅く起こした人

の2つの可能性があるし，B）に属した人にも

　　B-1）どちらの治療を受けても，永遠にイベントを起こさない人
　　B-2）実験治療により，観察終了後に起こすはずだったイベントを起こさずに済む人
　　B-3）実験治療により，観察終了後に起こすはずだったイベントを，さらに遅く起こす人

がいる．さらに，ARR や NNT が最も重要だと認識している C）に属した人にも，

　　C-1）実験治療により，本来観察期間中に起こすはずだったイベントを，永遠に起こさずに済んだ人
　　C-2）実験治療により，本来観察期間中に起こすはずだったイベントを，観察終了後に起こす人

の2つの可能性がある．このように，ARR や NNT という指標は，これらの違いを表現することができず，あたかも

3　エビデンスを適用する：ベイズの定理

A) に属した人全員が A-1)
B) に属した人全員が B-1)
C) に属した人全員が C-1)

であるかのような誤解を生じやすい．もちろん，このことに注意してARRやNNTという数字を解釈すればよいのだが，特にNNTが「何人が同じ治療を受ければ，一人のイベントを予防できるか」を表す数字と説明されると，誤解するなというほうが無理というものだろう．このように，C) に属する人だけが実験治療のすべての恩恵を受けるというとらえ方は，アメリカ大統領選挙方式「Winners take all（勝者総取り）」の原則に沿っているということができるかもしれない．言い換えれば，この実験治療が，対照治療を行った場合に比較して，生存曲線のグラフをどれだけ"上下に"動かすことができるかという視点からのとらえ方だ．

さて，いささか極端な例ではあるが，仮に次の図のような下に凸の生存曲線が得られたとする．この場合，対照治療群にも実験治療群にも，観察終了後にイベントを起こす人はいないので，B-2)，B-3)やC-2) に相当する人は存在しないことになる．また，A-2) に相当する人もおそらく少数だろう．このような生存曲線の場合，

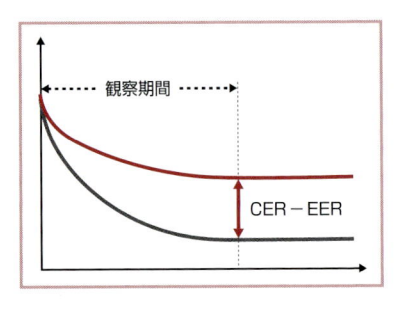

(CER − EER)×(あなたの患者のCER/研究対象者のCER)

で算出されるARRや，その逆数であるNNTで，effect sizeを表現することは比較的適切といえるのではないだろうか．もちろん，観察終了後のグラフは通常は得られないので，あくまで観察期間中の曲線からの予測にすぎないことも忘れることはできないが．

ところが逆に，たとえば生存曲線が極端に上に凸である次のグラフのような場合，ARRやNNTを用いることは適切だろうか．グラフをみる限り実験治療を受ける価値はありそうだ．しかし，まだほとんど誰もイベントを起こしていない時期（ⓐ）や，逆に全員がイベントを起こしてしまった

時点（ⓒ）にはARRは必要以上に小さく（NNTは大きく）なり，この実験治療にはメリットがないようにみえる．あるいは，対照群の多くがイベントを起こし，実験群にはまだイベントが少ない時点（ⓑ）では，ARRは必要以上に大きく（NNTは小さく）なり，この実験治療は夢の治療法のようにみえてしまう．

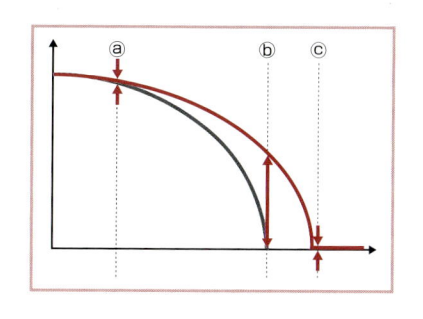

　ここで，まったく別の見方をしてみよう．すべての参加者は，実験治療を受けることにより，少しずつイベント発生までの時間を遅らせることができるという考え方だ．「Everybody takes benefit（皆が利益を分かち合う）」の原則とでもいおうか，生存曲線のグラフを，対照治療を行った場合に比較して，どれだけ"左右に"動かすことができるかという視点からのとらえ方だ．この場合，実験治療のeffect sizeは「平均すると何か月イベント発生を遅らせることができる」などといった指標で表すことになるだろう．先ほどの例のような上に凸の生存曲線の場合，このように「イベント発生までの時間」によりeffect sizeを表したほうが，おそらくは患者の知りたい情報をうまく伝えることができるといえるのではないだろうか．一方，下に凸の曲線が得られたときに，effect sizeを平均の生存期間などの指標で表すと，起こすはずだったイベントを起こさなかった参加者の生存期間が無限大となるので，生存期間の平均も無限大となり，まったく無意味な指標となってしまう．このような場合，「50％生存期間」や「25％生存期間」など，より一般には理解しにくい指標で表すことになる．

　さて，臨床研究で実際に得られる生存曲線は，極端に上に凸，あるいは極端に下に凸の曲線となることは少なく，現実には「ほとんど直線に近いわずかに下に凸」ぐらいが最も多いのではないだろうか．仮に，対照群，実験群ともに直線を描く生存曲線が得られたとすると，effect sizeはどちらの指標で表すのがよいのか．結局のところ，どちらの指標も一長一短としかいいようがなく，実際にグラフの曲線を示すのが最もよいのかもしれない．ただ，ARR（ないしNNT）が完璧な指標ではないからといって，

より劣る指標であるRRRで説明すればよいということにはならないから，このことは肝に銘じておいてほしい．

また，「ARRやNNTでは，イベントを起こすには起こしたが，より軽いイベントで済むという効果」を表せないという批判もあるが，これはARRやNNTの問題なのではなく，二者択一のアウトカムの限界が原因だ．これも，RRRでよいという理由にはならない．もしもイベントの重症度を考慮したいのであれば，アウトカムとして3段階以上の尺度変数か，あるいは連続変数を採用した研究論文を読まなければならない．そのような論文で，かつ質の高い論文は，まだまだ少ないのが現状である．

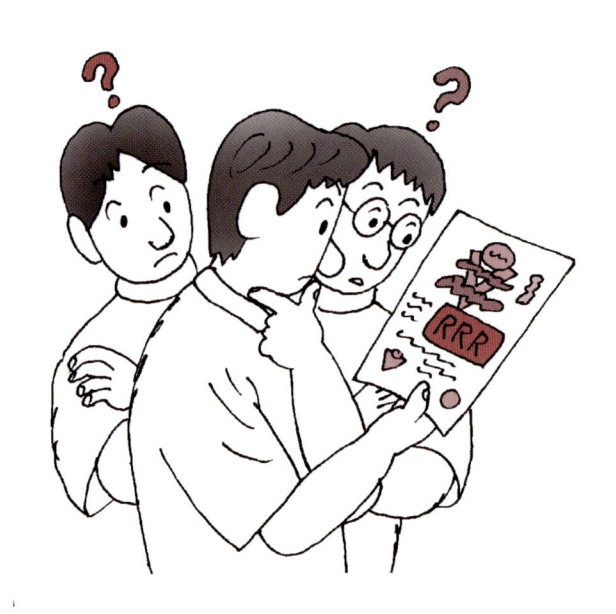

索引

1. 外国語と日本語の複合語は，冒頭の語が日本語の場合は和文索引に，外国語の場合は，欧文索引に収めた
2. 太字は詳述されたページを示す

和　文

あ

アウトカム	131
アスピリン	44
アレンドロネート	20

い

一次エンドポイント	21
イベント発生	
──の時間経過	4
──頻度	18
──率	13, 15, 95, 136, 145, 162
医療介入	132
医療職追跡研究	41

う

後向き研究	53

え

エビデンス	2
──の適用	147, 150, 162

お

横断研究	3, 33
オッズ	**112**
──のlog	117
オッズ比	18, 57, **112**, 113, 123, 136
──の95% 信頼限界	57
重み付け共分散	101

か

ガイドライン	3
拡張Cochran-Mantel-Haenszel検定	108
拡張Mantel検定	39, 44, **96**, 108
確率的な情報	149
感度	150
冠動脈疾患	6

き

危険因子	46
危険率	14, **137**
帰無仮説	27, 136
共分散	101

く

偶然の確率	66, 71
偶然のばらつき	136
偶然の範囲	72, 74, 103
クロス表	**18**, 83, 87

け

傾向	39, 102
傾向検定	39, 95
決断	147
研究デザイン	2
検査後確率	151
──の計算式	152

こ

効果の大きさ	69

169

骨粗鬆症	20
コホート研究	3, **30**, 34, 41, 47
コホート内症例対照研究	54
コレステロール低下療法	6

さ

最尤推定値	119, 120
サプリメント	44

し

死因・有病率調査研究	3
時間経過	6
システマティックレビュー	3
実験治療時イベント発生率	157
実験的介入	33
失敗率モデル	46
重回帰分析	46, 49
縦断研究	33
自由度	104
主要アウトカム	4
順序変数	39
障害	69
条件つきロジスティック回帰分析	54, 121
症例集積研究	3, 53
症例対照研究	3, **53**, 121, 133
心筋梗塞	12
シンバスタチン	163

せ

正規分布	72
生存曲線	**63**, 66, 68
生存分析	35
生存率	63
——の差の検定	5
——の推定	4, 30
絶対リスク減少率	161, 162

そ

相対ハザード	69
相対リスク	15, 68, 158, 159
——減少率	15, 159, 161, 162
——の推定	5, 18, 31, 50
層別データ	20

た

大規模コホート	55
対象者集団	33
対照治療時イベント発生率	157
多施設共同研究	20
多重ロジスティック回帰分析	39, 44, 46, 50, **116**, 120, 133
——によるオッズ比	95
多変量解析	133

ち

地域基盤研究	33
抽出	137
超幾何分布	86, 87
治療必要数	14, 161

て

的中オッズ	112
的中倍率	112

と

統計解析用ソフトウェア	127
統計学的検出力	144
統計学的有意	**134**
特異度	150
トレンド	39, 102
トレンド検定	39, 95

に

二項分布	72

二者択一アウトカム	4, 95, 131		偏差値	**72**
──エンドポイント	4			
──の転帰	131		**ほ**	
二重盲検治療	21		母集団	135
認知症（痴呆）	32			
			ま	
の			前向きコホート研究	133
脳卒中	33		前向き比較臨床試験	133
			マッチした対照	121
は			マッチしたペア	121
バイアス	70		マルチンゲール法	35
配当オッズ	112			
配当倍率	112		**め**	
曝露要因	95		メタ解析	67
ハザード	69			
ハザード比	5		**ゆ**	
ばらつき	134		有意確率	142
パワー計算	8, 26, **143**		尤度関数	118
			尤度比	154
ひ			尤度比検定	57
非Hodgkinリンパ腫	55		有病率	151
比較検定の必要性	141			
比較コホート研究	68		**よ**	
比較臨床試験	68		用量−反応関係	39
ヒストグラム	72		予測因子	46
ビタミンE摂取量	44			
批判的吟味	14		**ら**	
標準偏差	50, **72**, 87		ランダム化比較試験	3, **4**, 7, 21, 138
			ランダム割り付け	141
ふ			ランドマーク研究	2
複合エンドポイント	8, 43		ランドマーク論文	**2**
副作用	56, 133			
プラバスタチン	6		**り**	
分散	88, 101		両側検定	86
			臨床試験	3
へ			臨床的イベントの発生	4
ベイズの定理	**147**		臨床的有意	**134**

171

臨床比較試験	41

ろ

ロジスティック回帰分析	57

ロジット	117
ロジット回帰式の最尤推定	117

ギリシャ文字

αエラー	22
χ^2検定	18, **71**, 75, 82
χ^2値	29

χ^2の算出式	80
χ^2分布	57, 91

英 文

A

absolute risk reduction（ARR）	161
alendronate	20
Alzheimer病	33
ANOVAモデル	26
ARR	14, 157, 164, 168
ARRの限界	165

B

Bayesの定理	148
BMDP	127
Breslow-Day検定	25, 27

C

case-control study	121
CER	14, 157
Clinical Controlled Trial	41
CLo（C）K論文	**4, 30**
——で使われる統計	**63**
——の実例	6, 32
Cochran-Armitage検定	39, 109
——の計算式	110

Cochran-Mantel-Haenszel検定	
	18, 25, 67, **87**, 92, 94
Cochran-Mantel-Haenszelの相対リスク	5
Conditional Logistic Regression Analysis	
	122
contingency table	19
Coxの相対ハザード	68
Coxの比例ハザードモデル	
	5, 10, 26, 35, 39, 46, **68**, 133
——による相対リスク	95

D

decision	147

E

EBM（evidence-based medicine）	2, 131
EER	14, 157
effect size	
	69, 95, 136, 137, 147, 163, 167
Extended Cochran-Mantel-Haenszel test	
	108

F

Fisherの直接確率検定	18, **83**

I

intention-to-treat解析	**16**
intention-to-treatの原則	10, 26

J

J-LITチャート	163

K

Kaplan-Meier曲線	13
Kaplan-Meierの時間－イベント曲線	10
Kaplan-Meierの生存曲線	**63**
Kaplan-Meier法	5, 13, 65

L

likelihood ratio (LR)	155
Log-rank検定	5, 10, 35, **65**, 94

M

M CocA-CoLA論文	**38**
──で使われる統計	95
──の実例	40
Mantel Extension test	108
Martingale法	35
matched-control	121
matched-pair	121
Matched-Pair Multiple Logistic Regression	54
Multiple Logistic Regression Analysis	95

N

nested case-control study	54
NNT (number needed to treat)	14, 157, 161, 164, 168
NNTの限界	165

O

odds ratio (OR)	123

P

Pair Match論文	53
──で使われる統計	121
──の実例	54
Parkinson病	33
power	144
pravastatin	7
p値	14, **137**

R

randomized trial	138
Rational Clinical Examination Series	156
regular aspirin use	44
RR (relative risk)	14, 15, 37, 69, 158, 159
RRR (relative risk reduction)	14, 15, 37, 159, 161, 164

S

SAS	127
SPSS	127

T

Table FCχ論文	**18**
──で使われる統計	71
──の実例	20
The Health Professionals Follow-up Study	41

W

Wald統計量	57
WOSCOP (West of Scotland Coronary Prevention Study)	6

173

Y

Yatesの補正	82

数　字

2×2	159
2×2表	13, 15, 123, 157, 159
4分表	58, 67
95％信頼区間	14
──の推定	50

臨床医による臨床医のための
本当はやさしい臨床統計
一流論文に使われる統計手法はこれだ！

2005年 4 月30日	初版第 1 刷発行	
2005年12月 8 日	第 2 刷発行	
2007年 1 月25日	第 3 刷発行	
2007年11月 5 日	第 4 刷発行	
2008年 6 月30日	第 5 刷発行	
2008年 7 月30日	第 6 刷発行	
2009年 6 月30日	第 7 刷発行	
2009年 7 月30日	第 8 刷発行	
2010年 9 月30日	第 9 刷発行	

著 者————野村英樹／松倉知晴
発行者————平田　直
発行所————株式会社　中山書店
　　　　　　〒113-8666　東京都文京区白山1-25-14
　　　　　　TEL　03-3813-1100(代表)　振替　00130-5-196565
　　　　　　http://www.nakayamashoten.co.jp/
DTP・本文デザイン——(株)トライ
制作協力————真島真行
装　丁————印牧真和
イラスト————つだかつみ
印刷・製本——三松堂印刷株式会社

©2005 by Nakayama Shoten Co., Ltd. Printed in Japan
ISBN978-4-521-01901-7

・本書の複製権・上映権・譲渡権・公衆送信権（送信可能化権を含む）は株式会社中山書店が保有します．
・JCOPY ＜(社)出版者著作権管理機構　委託出版物＞
本書の無断複写は著作権法上での例外を除き禁じられています．複写される場合は，そのつど事前に，(社)出版者著作権管理機構 (電話03-3513-6969，FAX 03-3513-6979, e-mail: info@jcopy.or.jp) の許諾を得てください．

EBMライブラリー

くすりとエビデンス
「つくる」+「つたえる」

編著=津谷喜一郎／
　　　内田英二

A5判並製／288頁
定価3,570円(税込)

Part Iの「エビデンスをつくる」では，医薬品開発，新GCP，検証について，統計ガイドラインと対照薬，民族による違い，データマネジメントなどの臨床試験や薬剤疫学のほか，それをとりまくシステムを網羅．また，Part IIの「エビデンスをつたえる」では，添付文書，医薬データベース，大学図書館，病院図書館，診療ガイドライン，患者向け情報など，さまざまなメディアを通してエビデンスがいかにつたえられるのかを解説します．

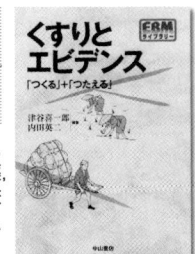

EBMキーワード

著者=名郷直樹

A5判並製／136頁
定価1,890円(税込)

概念が広く普及したEBMも，臨床で使えなければ意味はありません．自らEBMを実践し，「誰もが使えるEBM」を提唱する著者が，医学雑誌『EBMジャーナル』で5年間書き綴った連載をまとめた一冊．EBMの入門書として，また手軽なEBM辞典としても役立ちます．

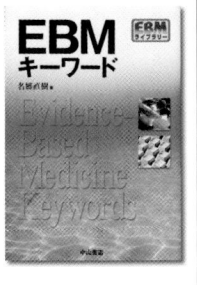

患者は何でも知っている —EBM時代の医師と患者

原著者=J.A.ミュア・グレイ
監訳=斉尾武郎

A5判並製／224頁
定価1,890円(税込)

自分で情報を収集・評価し，医療に対して自らの責任を引き受けようとする「かしこい患者」とそれをサポートする医師—英国で長年EBMに携わってきた著者が，パターナリズムからパートナーシップへと変換する医師—患者関係を歴史的に解き明かし，今後の医療のあるべき姿を明示．医師をはじめとする医療関係者，患者，患者家族必読の書．

EBMの道具箱

著者=ダグラス・バデノック
　　　カール・ヘネガン
監訳=斉尾武郎

A5判並製／96頁／定価1,680円(税込)

EBMの手法を臨床で実践するための重要ポイントがぎっしりつまった入門書．疑問の定式化からエビデンスの適用まで，各ステップの要点をわかりやすく解説し，用語集や情報源リストでさらに学習を強力にサポートします．これからEBMを学ぶ人にはもちろん，エキスパートにとっても「虎の巻」として必携の一冊．

JAMA 医学文献の読み方

監訳=開原成允／浅井泰博

A5判並製／200頁
定価2,940円(税込)

Critical Appraisalのバイブルとして世界各国で活用されているJAMAに連載の"JAMA Users' Guides to the Medical Literature"の翻訳・単行本化．多忙な臨床医が医学文献を読み解くための必要なポイントを，診療場面を想定した「臨床シナリオ」をもとに解説．

中山書店　〒113-8666　東京都文京区白山1-25-14　TEL 03-3813-1100　FAX 03-3816-1015
http://www.nakayamashoten.co.jp/